FERRET 1975

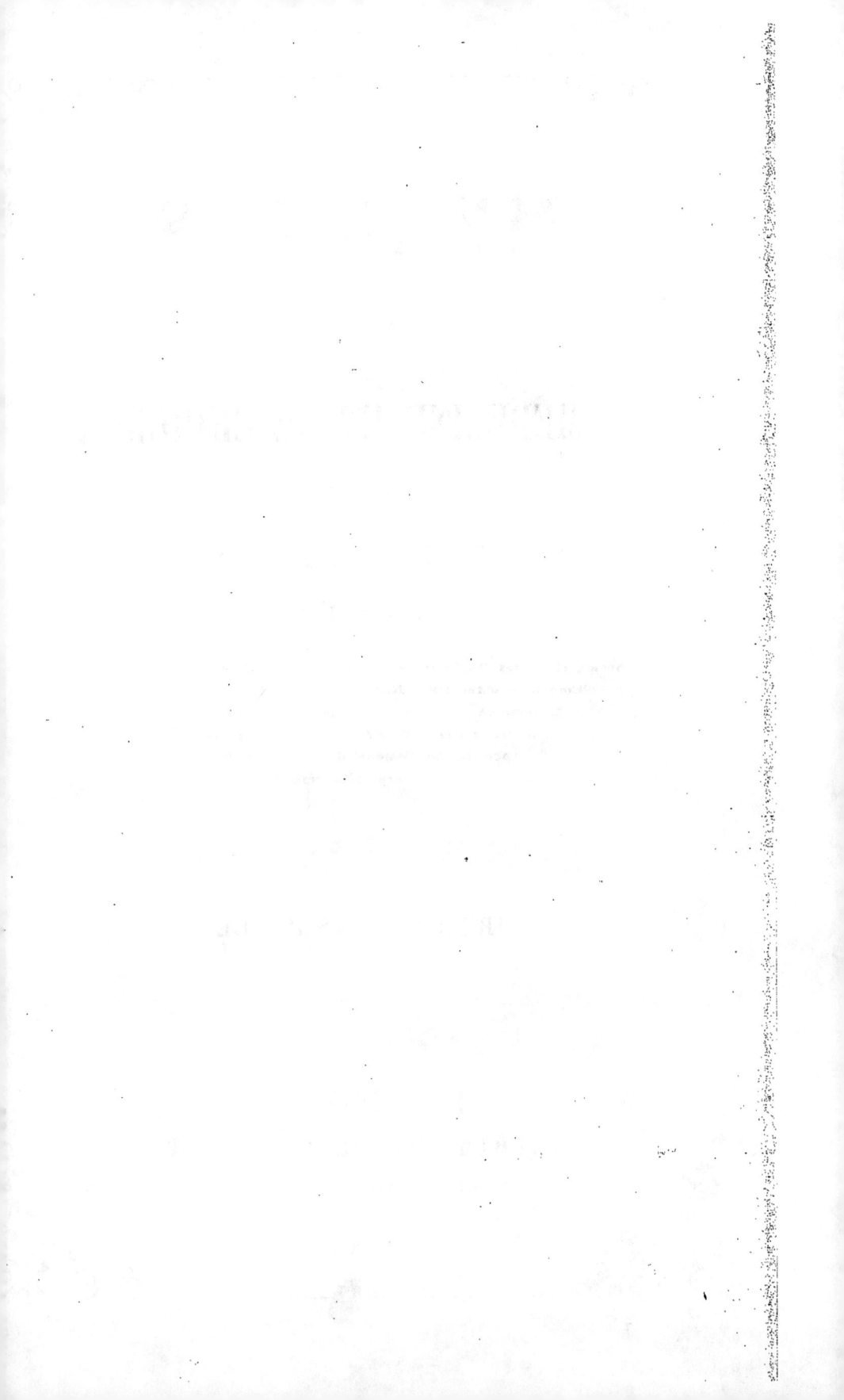

MÉMOIRES

SUR DIVERS POINTS

DE MÉDECINE ET DE CHIRURGIE

PAR

JULES DUBOIS

DOCTEUR EN MÉDECINE

Ancien élève des Hôpitaux de Paris, Membre résidant de la Société
d'Émulation d'Abbeville, Membre correspondant de la Société
Anatomique de Paris, de la Société de Médecine de
Rouen, de la Société Médicale d'Amiens, de la
Société Académique de Saint-Quentin.
Médaille d'Argent (Choléra 1849).

PREMIER FASCICULE

ABBEVILLE

IMPRIMERIE DE T. JEUNET

RUE SAINT-GILLES, 108

1855

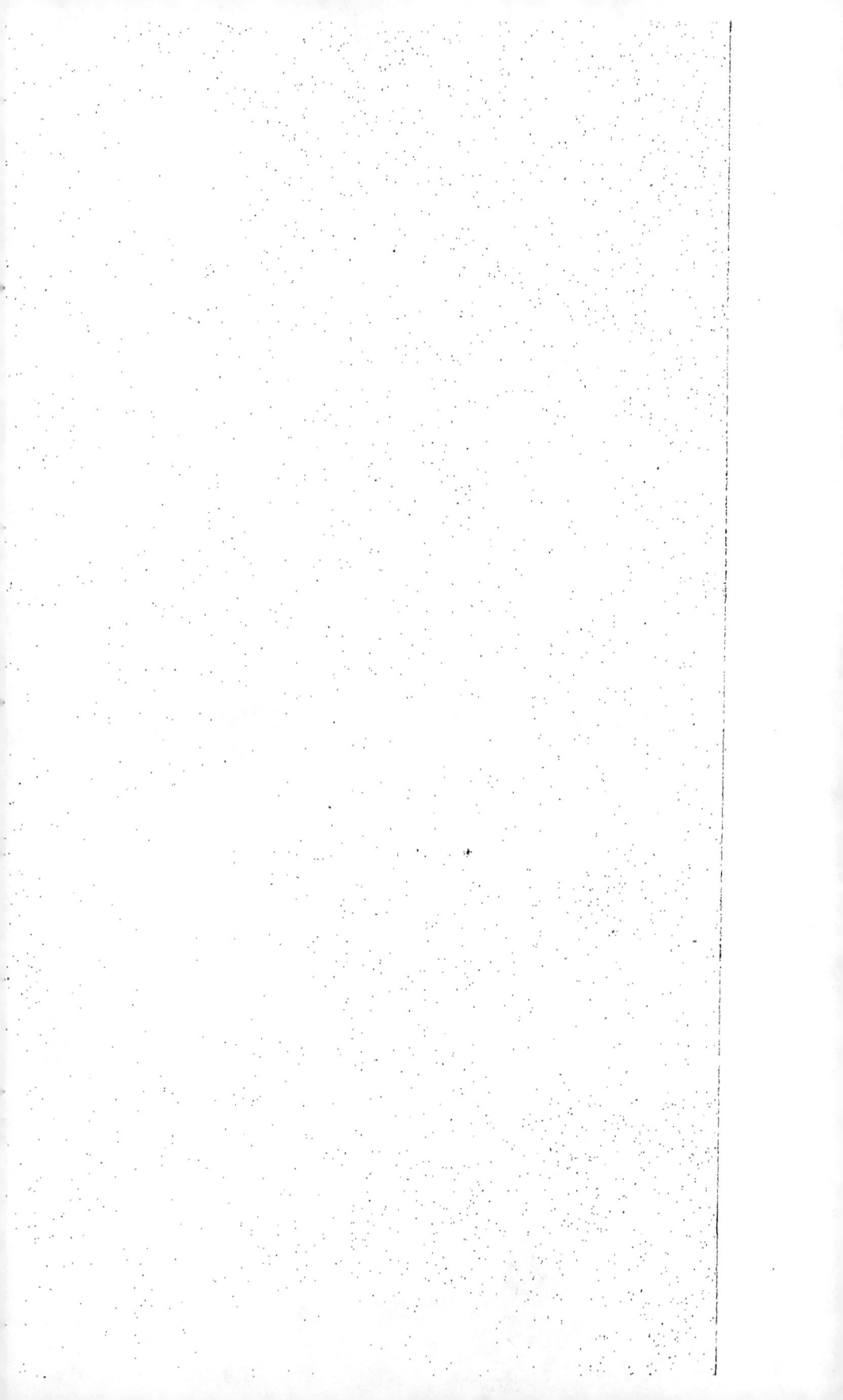

MÉMOIRES

SUR DIVERS POINTS

DE MÉDECINE ET DE CHIRURGIE

MÉMOIRES

SUR DIVERS POINTS

DE MÉDECINE ET DE CHIRURGIE

PAR

JULES DUBOIS

DOCTEUR EN MÉDECINE

Ancien élève des Hôpitaux de Paris, Membre résidant de la Société
d'Émulation d'Abbeville, Membre correspondant de la Société
Anatomique de Paris, de la Société de Médecine de
Rouen, de la Société Médicale d'Amiens, de la
Société Académique de Saint-Quentin,
Médaille d'Argent (Choléra 1849).

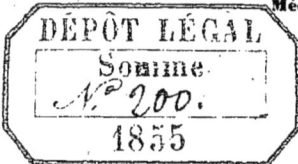

PREMIER FASCICULE

ABBEVILLE
IMPRIMERIE DE T. JEUNET
RUE SAINT-GILLES, 108

1855

TABLE DES MATIÈRES.

DES DANGERS

DE

L'ALLAITEMENT ARTIFICIEL.

DES DANGERS

DE

L'ALLAITEMENT ARTIFICIEL.

Il n'y a ni force ni santé pour les enfants des grandes villes, s'ils ne sont allaités par de bonnes nourrices, écrivait en 1846 M. Donné, lorsqu'il s'élevait de tout son pouvoir contre l'allaitement au biberon : et cependant il est triste d'avouer que, de nos jours, ce mode d'alimentation sera bientôt le plus généralement adopté, si les personnes compétentes n'emploient toute leur influence à détourner l'esprit public de la voie fatale dans laquelle il s'est engagé.

Que de jeunes mères ne voyons-nous pas qui, s'étant bercées de la douce idée de pouvoir allaiter leur enfant, refusent obstinément, alors qu'elles ont reconnu leur impuissance, de le laisser nourrir par une femme étrangère et emploient le biberon sans hésitation aucune? Combien d'autres qui, dans une simple vue de coquetterie, craignent que

1

l'allaitement ne vienne à leur déformer la gorge,
et qui poussent l'égoïsme jusqu'à vouloir pour
elles seules les caresses de leur enfant, impru-
dentes qui, pour satisfaire leur vanité, se jouent de
la santé de ces êtres chétifs qu'elles dévorent de
baisers? Combien enfin, et celles-ci sont les plus
nombreuses, qui refusent de louer une nourrice,
sous prétexte d'économie?

Mais parmi ces jeunes femmes il est essentiel
de former des catégories. Les unes, placées
dans une certaine aisance, n'obéissent qu'à
un seul mobile, l'amour de l'argent; celles-
là nous ne chercherons pas à les excuser,
encore moins à les plaindre lorsqu'elles auront
perdu leur fils. Les autres, simples femmes
d'ouvriers, sont obligées de contribuer pour leur
part aux ressources de toute la famille et d'apporter chaque semaine leur faible obole. Éloignées la
plupart du temps de leur domicile, occupées dans
des magasins ou dans des ateliers, elles vivent
presque tout le jour séparées de leurs enfants et se
trouvent par cela même dans l'impossibilité d'avoir
un nourrisson; d'autre part leur mince salaire ne
saurait suffire aux gages exorbitants d'une nourrice. Pour celles-ci, il serait à désirer que l'administration créât ces asiles intéressants où les jeunes
enfants, soignés par des personnes intelligentes, re-
çoivent à heure fixe le sein que leur mère vient

leur présenter. Pour ces dernières, nous n'avons que des regrets et des vœux à formuler : convaincus des immenses avantages des crèches, nous ne pouvons qu'appeler de toutes nos forces l'heureux moment où l'autorité daignera venir au secours de ces pauvres petits êtres.

Malheureusement nous rencontrons des hommes intelligents, des médecins même qui exaltent bien haut la supériorité de l'allaitement artificiel et n'en voudraient voir d'autre. Pour eux, c'est le seul moyen d'avoir une nourriture toujours uniforme, bien réglée ; c'est le seul moyen d'éviter l'altération du lait par les émotions morales, par l'apparition des règles (phénomène beaucoup plus fréquent qu'on ne le pense), par le simple séjour du lait dans les mamelles. Puis on a bien soin d'ajouter que l'alimentation artificielle, en n'assujettissant la mère à aucune de ces mille privations qu'elle serait obligée de s'imposer, lui laisse toute facilité de se livrer à son aise aux plaisirs du monde ; ce n'est certes pas là un mince avantage.

De toutes ces belles choses, que reste-t-il au fond ? Une menace incessante suspendue sur la tête de l'enfant, comme nous espérons bien le démontrer. Au surplus, les reproches adressés par plusieurs membres de la Faculté à l'allaitement maternel, ou plutôt naturel, comme on devrait l'appeler, n'ont pas toute la gravité qu'on leur impute. Quelques minutes d'examen sérieux nous le montreront bien vite.

La nourriture est toujours uniforme, bien réglée, disent-ils : c'est une simple affirmation à laquelle il serait facile de répondre par une affirmation contraire. Nous nous donnerons cependant la peine d'y répondre d'une façon moins catégorique, mais plus probante. D'abord la nourriture dans les villes ne peut être uniforme qu'à une condition, celle d'avoir à sa disposition une vache affectée spécialement au service de l'enfant. Sans cette circonstance exceptionnelle, il est impossible d'avoir du lait toujours identique, trop heureux encore quand on a du lait pur. Puis le lait supposé le plus pur possible, déjà acide lorsqu'il sort du pis de la vache, augmente bientôt d'acidité pour peu qu'il reste au contact de l'air atmosphérique dont il absorbe l'oxygène, nouvelle cause de variation dans la nourriture suivant que le lait, apporté le matin, sera employé à midi ou le soir. J'exclus toujours le cas où le lait provient d'un animal nourri dans la maison même. En troisième lieu l'ébullition elle-même qu'il est nécessaire de faire subir au lait vient encore ajouter une autre cause de changement dans l'identité de la nourriture.

Sachant qu'il existe dans le lait une matière albumineuse proprement dite, ou de l'albumine

modifiée, on comprend facilement pourquoi l'ébullition développe dans le lait une odeur animalisée
qui rappelle le blanc d'œuf coagulé, en même
temps qu'il prend une couleur plus blanche. On
n'est pas surpris de voir le lait bouilli former au
bout de quelque temps un léger dépôt blanc, surtout si le lait n'est pas très-récent, et on n'attribue
pas cet effet à une falsification. Enfin on s'explique pourquoi le lait qui a bouilli est susceptible
d'une plus longue conservation qu'auparavant,
l'albumine coagulée étant bien moins altérable
que dans l'état liquide, où elle forme une des substances les plus putrescibles.

Voilà donc autant de raisons qui permettent de
se rendre compte de la différence d'action comme
médicament, observée depuis longtemps par les
praticiens entre le lait frais et non bouilli et celui
qui a subi l'action de la chaleur, différence que
Bœrhaave regardait comme très-grande, et qu'il
exprimait en disant que ce fluide perdait en bouil-
lant ses propriétés les plus saines et les plus bal-
samiques (Quevenne, *Mémoire sur le lait*).

Tout le monde sait, du reste, que le lait est
d'autant moins facile à digérer qu'il a été soumis
plus longtemps à l'ébullition, et surtout à des ébul-
litions répétées.

C'est pourtant là ce que nous voyons faire constamment pour la nourriture au biberon. Le même

lait se trouve réchauffé deux ou trois fois, quelquefois plus, même dans les maisons le mieux
soignées. Comment faire autrement? me répon-
dra-t-on. Il faut bien, dans l'été surtout, faire
bouillir le lait pour le conserver toute la journée.
Ainsi, de l'aveu même des personnes intéressées,
le lait doit être chauffé plusieurs fois.

A quoi donc se réduit cette uniformité dont on
faisait tant de cas? A avoir du lait de différentes
vaches, plus ou moins acide, plus ou moins indigeste.

Il est certain que les affections morales vives
exercent une influence marquée sur les produits
de la sécrétion lactée. Ainsi, que la mère éprouve
de violentes commotions, l'enfant qu'elle nourrit
est agité et peut être pris de convulsions : on cite
même l'exemple d'un enfant qui aurait succombé
dans ces circonstances. D'un autre côté, Parmentier et Deyeux rapportent que chez une femme en
proie à des attaques de nerfs, le lait devenait en
moins de deux heures presque transparent, de
plus, visqueux comme du blanc d'œuf, et ne re-
prenait ses qualités normales qu'après la cessation
des accès.

Dans un cas de ce genre, MM. Becquerel et
Vernois ont constaté une diminution des parties
solides du lait, et notamment du beurre, en même
temps que l'augmentation du chiffre de l'eau.

On sait d'ailleurs, et Burdach nous le rappelle, que les vaches donnent moins de lait quand elles sont traites par une main étrangère. Elles n'en fournissent pas, d'après Schubler, lorsque la servante les a maltraitées ou lorsqu'elles sont entourées d'un grand nombre de personnes inconnues. Comme il n'y a point d'appareil musculaire dans la glande mammaire, on ne peut lui attribuer cette diminution de l'écoulement lacté. C'est un effet entièrement involontaire, qui dépend de ce que dans la répugnance de l'animal le sang afflue en moins grande quantité dans les glandes mammaires qui deviennent moins actives, et ensuite d'une sorte d'occlusion des orifices excréteurs par le tissu érectile qui les entoure.

On sait aussi que la vue du nourrisson, l'idée de le voir au sein, la joie qui en résulte pour certaines mères exercent sur la sécrétion du lait une influence morale tout-à-fait indépendante de la volonté. Elles sentent monter le lait dès qu'elles revoient leur enfant ou si elles y pensent trop vivement; et chez une femme qui vit le sien tomber à terre, le lait s'arrêta et ne reparut que lorsque l'enfant, revenu à lui-même, parut essayer de prendre le sein.

Mais il est facile de prévenir les inconvénients qui pourraient résulter de ces perturbations en laissant perdre le lait renfermé dans la mamelle au moment de l'impulsion morale et en ne permettant à l'enfant de téter que si le calme est rétabli chez la mère (Bouchut, *Maladies des enfants*).

Il n'est pas aussi aisé de remédier à la modification imprimée par l'apparition des règles ; c'est malheureusement un fait beaucoup plus fréquent qu'on ne se l'imagine ; beaucoup de nourrices voient revenir leurs règles avant la fin de l'allaitement.

C'est toujours un événement fâcheux, mais la gravité du fait est loin d'être ce qu'on pensait autrefois, où l'on s'imaginait qu'à ce moment le lait était pour ainsi dire empoisonné et qu'à aucun prix il ne fallait continuer l'allaitement dans de pareilles conditions. Il est avéré toutefois, d'après des renseignements pris directement auprès des nourrices, que plusieurs nourrissons ressentent plus ou moins vivement l'influence de la période cataméniale : les uns sont simplement maussades, les autres ont des coliques, de la diarrhée ; d'autres encore sont plus fortement impressionnés ; les coliques sont fréquentes et vives, la diarrhée abondante. Mais il est plus commun de rencontrer des enfants qui paraissent ne s'en apercevoir en aucune façon.

Ces différences dans l'impression produite ne tiennent pas seulement selon nous à la susceptibilité particulière de chaque enfant, mais bien plutôt à la constitution même de la nourrice. Ainsi il est de notoriété publique que les femmes dont les cheveux sont rouges ou bien d'un blond ardent répandent, lorsqu'elles ont leurs règles, une odeur forte, quelquefois repoussante : il n'en est pas de même de celles dont les cheveux sont châtains ou noirs. Il est facile de concevoir alors que la sécrétion lactée participe elle-même à cette odeur, comme on le remarque pour les laits de chèvre et de vache, qui doivent chacun leur odeur propre à l'acide gras volatil particulier à l'animal, comme on le voit aussi pour les nourrices qui prennent de l'ail, du thym, et dont le lait exhale l'odeur facilement reconnaissable de ces plantes. C'est là du reste un inconvénient que l'on évitera très-aisément et contre lequel chaque médecin sait se prémunir lorsqu'il recommande de prendre une nourrice dont les cheveux soient plutôt bruns que blonds et *à fortiori* que rouges.

Néanmoins il y a chez toutes les femmes nourrices une modification du lait lorsqu'elles sont surprises par le retour des règles. Pendant la menstruation, la sécrétion laiteuse, moins abondante, devient plus dense et plus riche en principes solides comme le prouve le tableau suivant emprunté à MM. Vernois et Becquerel :

	Suspension des RÈGLES.	Réapparition des RÈGLES.	Présence actuelle des RÈGLES.
Densité	1032,24	1031,94	1031,98
Eau	889,51	886,44	881,43
Parties solides . . .	110,49	113,56	118,58
Sucre	43,88	41,68	40,49
Beurre.	26,54	26,98	29,15
Caséum	38,69	43,58	47,49
Sels.	1,38	1,32	1,45

Les chiffres précédents nous démontrent encore
que le lait, une fois modifié par la présence des
règles, ne revient jamais à sa densité première,
qu'il reste toujours plus riche en parties solides,
en caséum, tandis que la quantité d'eau et de sucre diminue.

Le lait est donc plus animalisé après les règles
qu'avant leur apparition, ce qui peut le rendre
quelquefois nuisible. Mais il est d'observation que
le dérangement qui survient alors dans la santé
des enfants est purement momentané, et que leur
estomac s'habitue bien vite à cette nourriture un
peu plus forte.

Le lait, ajoute-t-on, perd par le simple séjour
dans les mamelles une grande partie de ses propriétés. Il est bien démontré, en effet, que, dans la même
traite, le lait est d'autant plus riche qu'il a été tiré
plus tard, que le plus pauvre est celui qui vient

le premier, que le lait est d'autant plus séreux que l'on met plus d'intervalle entre deux traites consécutives. Il est reconnu, à n'en pas douter, que, contrairement à ce qui se passe pour les autres liquides sécrétés dans l'économie animale, le lait devient de plus en plus aqueux par le séjour dans les mamelles et que ce sont ses parties solides qui se résorbent les premières. D'un autre côté, la pratique journalière nous enseigne que le lait de vache, par exemple, est plus abondant et plus riche en beurre quand on le tire plusieurs fois en vingt-quatre heures.

Que la nourrice présente souvent le sein à son élève, et le lait sera toujours riche.

Ainsi tombe d'elle-même cette objection, en apparence sérieuse, de l'appauvrissement du lait par son simple séjour dans les mamelles.

Dirons-nous enfin que la prétendue liberté que laisse à la mère l'allaitement au biberon est purement illusoire ? Ne faut-il pas des soins continuels pour donner à l'enfant une nourriture aussi identique que possible, pour avoir une température égale, du lait frais, non aigri ? Ne faut-il pas surveiller soi-même la préparation de cet aliment ? Ne faut-il pas assister au repas de l'enfant ? à moins que tous ces soins ne soient abandonnés, comme on le fait trop souvent, à une mercenaire pour qui tout est toujours bien.

Sérieusement, laquelle sera la plus libre de la mère qui sera obligée de surveiller elle-même tous ces détails ou bien de celle qui n'aura qu'à présenter le sein à certaines heures de la journée ? La réponse ne saurait être douteuse.

Sans parler des maladies rapidement mortelles qui entraînent les enfants élevés au biberon et sur lesquelles je reviendrai bientôt, il m'est permis d'affirmer que l'allaitement artificiel ne convient en aucune façon aux enfants des villes.

Ces derniers étant généralement d'une force moyenne et placés dans des conditions qui sont loin d'être les plus favorables à la santé, demandent des soins sous le rapport de l'alimentation que ne réclament pas des enfants robustes élevés à la campagne en plein air et au soleil; il y a pour eux la même différence que pour nous-mêmes, et les substances qu'ils digéreraient sans peine à la campagne et en plein air, ne leur conviennent pas également lorsqu'ils sont renfermés dans nos appartements où l'air ne se renouvelle qu'imparfaitement : aussi l'allaitement artificiel ou au petit pot que l'on voit quelquefois réussir à la campagne, est-il, comme le démontre l'expérience, la plus mauvaise méthode que l'on puisse adopter dans les villes; cette différence ne tient pas seulement aux meilleures qualités du lait à la campagne et dans les fermes, mais à la diversité des conditions hygiéniques générales.

Je ne m'étendrai pas, dit M. Donné, sur ce mode d'alimentation, que je condamne absolument et sans réserve à Paris et dans les villes, et que je tolère à peine dans les campagnes, malgré les exemples favorables que l'on peut citer; ces succès isolés ne prouvent rien. Je ne prétends pas qu'il soit impossible d'élever certains enfants de cette manière, mais c'est mettre gratuitement une foule de chances contre soi, dans une entreprise qui, dans les circonstances les plus avantageuses, présente toujours d'assez grandes difficultés par elle-même.

Cette pratique est déplorable, s'écrie M. Bouchut en parlant de l'allaitement artificiel, et malgré les exemples de succès qu'on pourrait en citer, on peut dire que les enfants nourris de cette manière sont plus difficiles à élever que les autres, qu'ils sont plus souvent malades et enfin qu'ils succombent pour la plupart aux suites de ce mode d'allaitement.

Comment en serait-il autrement? Comment suppléer aux qualités d'un bon lait de femme, qui est en définitive l'aliment naturel des enfants? Comment obtenir cette température douce, toujours égale de ce liquide, et de quelle manière espère-t-on remplacer la couvée de la mère sur le nourrisson qui est suspendu à son sein? C'est

assurément impossible. Quelles que soient les précautions qu'on mette en usage, la nourriture artificielle sera toujours inférieure à l'allaitement
maternel quand il est possible.

Or, si l'on accepte que l'alimentation artificielle est inférieure, c'est déclarer qu'elle est nuisible; il faut donc la bannir sans réserve.

Toute transaction à cet égard, ajoute encore
M. Bouchut, serait condamnable et le médecin
doit la repousser de toute son autorité.

Rien au monde ne peut remplacer le lait de la
mère; on voit souvent des femmes, frêles en apparence, dont le lait est d'une médiocre qualité,
faire de leurs enfants de très-beaux élèves, tandis
que des femmes étrangères n'en font que de fort
chétifs de nourrissons qui avaient pour eux toute
l'apparence de la force et de santé. Lors donc qu'il
n'y a dans la constitution ou dans la santé de la
mère aucun empêchement absolu à l'allaitement,
elle doit se sacrifier toute entière au bien-être de
son enfant et l'allaiter elle-même.

Malheureusement il n'en est pas toujours
ainsi; dans ces cas, il faut sans hésiter recourir à
une nourrice et ne pas chercher, dans le lait d'un
animal, un succédané au lait maternel.

Les analyses les plus récentes ont démontré
qu'il n'y a pas identité dans la composition du lait
chez tous les animaux.

Ainsi la matière sucrée prédominerait chez les animaux qui se nourrissent exclusivement ou au moins en partie d'aliments végétaux : chez les carnivores, au contraire, nous trouvons en grande abondance la matière grasse, de même que le sucre aliment respirateur.

La composition du lait varie surtout par rapport à la proportion de ses principes constituants. Chez tel animal, nous voyons dominer le caséum, chez tel autre, le beurre ou le sucre de lait.

Pour ne parler que du lait de vache comparé à celui de la femme, le premier est plus riche en caséum ; le second renferme plus de beurre et de sucre de lait.

Cette différence s'explique parfaitement par la destination de chacun de ces produits. Le jeune animal qui marche en naissant, qui exerce ses muscles, a besoin d'une nourriture fortement animalisée pour réparer ses pertes et pour fournir à l'accroissement de son système musculaire : au contraire, l'enfant qui reste dans l'inaction a besoin d'aliments respirateurs qui lui fournissent du calorique. Aussi trouvons-nous dans le premier cas une plus grande quantité de caséum, substance très-azotée ; dans le second, de beurre et de sucre, tous deux éléments combustibles.

Le lait de femme est toujours alcalin au moment où il sort du mamelon : le lait de vache présente une réaction légèrement acide, même lors de son extraction ; ce n'est que vers la fin de la gestation, ou bien encore pendant les quelques semaines qui suivent la parturition, qu'il nous est permis d'avoir un lait de vache alcalin, et c'est justement alors que le lait de vache est banni des usages domestiques.

Mais le lait de femme que nous trouvons le mieux approprié à l'enfant, varie lui aussi de composition au fur et à mesure des besoins du nourrisson. Dans les premiers jours après l'accouchement, ce n'est qu'un lait imparfait où le colostrum abonde ; c'est à la présence de ce colostrum, ou plutôt de la matière grasse qu'il renferme en grande abondance que le lait doit la propriété purgative qui le rend propre à débarrasser l'enfant du méconium.

Puis à mesure que l'enfant augmente en âge, nous voyons augmenter en même temps la proportion de sucre, d'après MM. Vernois et Becquerel, de caséum, d'après les recherches de Deyeux et Parmentier. Dans l'un et l'autre cas, la nourriture s'approprie davantage aux forces digestives de l'enfant, aux besoins de la respiration. Observons-nous la même gradation dans la nourriture artificielle ? Pas le moins du monde ; nous n'avons à notre disposition qu'un lait plus chargé d'aliments azotés que ne peut en consommer

le nourrisson, renfermant moins d'éléments respirateurs et incapable dès lors d'entretenir une respiration aussi active et partant une calorification
soutenue. Malgré nos précautions, nous ne pouvons offrir qu'un lait acide déjà à son extraction
et dont l'acidité augmente par le contact de l'air,
rendu plus indigeste par la coagulation de l'albumine et que l'on rend encore plus fermentescible
en y ajoutant soit de l'eau panée, soit une décoction d'orge, etc.

Enfin, quoi qu'on fasse, on aura toujours à donner à l'enfant, qu'il soit âgé de six jours ou de six
mois, un lait au-dessus de ses forces digestives
dont on cherche, il est vrai, à atténuer les effets
en le coupant à moitié ou aux trois quarts avec
une décoction d'orge, de gruau, mais auquel on
ne peut rien ajouter qui le fasse plus assimilable ;
en un mot, on ne peut lui donner le lait de l'espèce, ni même quelque chose qui le remplace à
peu près.

Aussi que d'enfants voyons-nous succomber
aux tentatives d'allaitement artificiel : sans être
taxé d'exagération, on peut affirmer que la mortalité des enfants nourris au biberon est bien plus
considérable que celle des enfants allaités par
une nourrice, et j'ajouterai que la plupart de ces
enfants succombent à la suite des inflammations
des voies digestives.

Le danger est bien plus imminent pour ceux qui sont nourris à la timbale ou à la cuiller. La plupart ont de fréquents accidents, souvent graves du côté des voies digestives ; un grand nombre se trouvent entraînés par la phlegmasie aiguë qui succède à ces accidents.

Déjà, en 1828, M. le professeur Bouillaud avait appelé l'attention des médecins sur les effets d'une mauvaise alimentation. Il avait démontré dans un Mémoire publié dans les Archives de médecine, que beaucoup d'enfants succombent victimes d'un allaitement vicié. De nouvelles recherches ont fait connaître plus nettement la cause d'une foule de diarrhées, d'inflammations vives des intestins, d'affections tuberculeuses de ces organes, et ces états pathologiques, tous les auteurs le reconnaissent, sont évidemment liés à la préexistence de l'allaitement artificiel.

Quand on a choisi ce dernier mode de nutrition, il est fréquent de voir les enfants présenter d'abord de simples régurgitations, puis des vomissements, en même temps que l'on observe une diarrhée incessante. La figure pâlit un peu, prend quelquefois une teinte plombée, les joues se creusent, les yeux s'excavent, les chairs deviennent molles, l'enfant maigrit, prend avec moins d'avidité, puis l'affaiblissement continuant, les vomissements et la diarrhée aidant, il finit par mourir épuisé.

Mais plus souvent les choses ne se passent pas de même. Au milieu de la plus florissante santé, quelquefois après quelques jours de diarrhée légère, l'enfant est pris tout-à-coup de fièvre, de vomissements, de déjections alvines abondantes; la face s'altère profondément, les yeux se creusent dans l'espace d'une nuit, les extrémités se refroidissent, deviennent bleues, cyanosées, et le pauvre petit être succombe en quelques heures. C'est à cette forme d'entérite que l'on a donné le nom d'entérite cholériforme, affection terrible dans sa marche, effrayante par sa rapidité et complétement au-dessus des ressources de l'art.

C'est généralement au bout de trois semaines ou d'un mois d'allaitement artificiel que ces accidents se déclarent, c'est-à-dire à un âge où le médecin ne peut en aucune façon compter sur les forces radicales de l'enfant.

Le plus souvent, l'entérite, moins rapide dans sa marche, parcourt une période de douze à quinze jours, mais ici encore le médecin, convaincu de son impuissance, assiste à l'agonie de l'enfant sans pouvoir lui porter secours.

Ceci n'est pas un tableau fait à plaisir.

Que chacun regarde autour de soi, et l'on comptera bientôt par dizaines le nombre d'enfants qui n'ont dû la mort qu'à leur mode d'alimentation.

Que faire dans ces cas ? Quand un enfant élevé au biberon a de la diarrhée, quand il commence à rejeter les aliments, il faut, sans plus tarder, lui donner une nourrice ; ce n'est qu'à ce prix que l'on peut, s'il en est temps encore, lui assurer l'existence. On réussit, il est vrai, quelquefois à l'aide des stimulants généraux combinés avec le sous-nitrate de bismuth et le bicarbonate de soude à ranimer les petits malades, quelquefois à les guérir complétement. J'ai moi-même obtenu deux succès de ce genre dans deux cas désespérés ; mais c'est là l'exception, et presque toujours la diarrhée persiste, à moins qu'on ne fasse ce que j'ai fait chez les deux malades dont je viens de parler, qu'on ne continue longtemps l'emploi des médicaments énoncés plus haut.

Écoutons un médecin distingué qui a publié dans un bon livre le résultat de ses observations pendant son séjour aux Enfants trouvés : « Ici, dit M. Valleix, en parlant de l'hôpital des Enfants trouvés, l'immense majorité des maladies est mortelle, quelque médication qu'on emploie. Selon toutes les probabilités, la cause de cette différence dans la mortalité des enfants trouvés et dans celle des autres enfants se trouve dans la différence des soins hygiéniques donnés aux uns et aux autres. Cette cause est en effet la seule qui paraisse exister, et l'on conçoit très-bien que des enfants qui sont jour et nuit l'objet de la sollicitude d'*une mère* ou d'*une nourrice*, qui peuvent être allaités au besoin, doivent bien mieux résister aux maladies que ceux qui sont nécessairement abandonnés une très-grande partie de la journée, qui restent continuellement étendus sur le dos, souvent même dans un grand état de malpropreté, *et qui sont enfin privés de nourrice.*

M. Mouriès, dans un travail sur l'alimentation insuffisante par défaut de phosphate de chaux, prétend que si les aliments donnés à un animal contiennent moins de phosphate calcaire qu'il n'en faut à l'animal, celui-ci éprouve un abaissement dans l'irritabilité, d'où l'atonie des organes digestifs, l'assimilation imparfaite, la diarrhée et la mort. Avant M. Mouriès, M. Chossat avait signalé une diarrhée qu'on pourrait appeler diarrhée par insuffisance de principes calcaires, maladies, dit-il, dont on retrouve de fréquents exemples chez l'homme, surtout lors du travail de l'ossification, mais dont la cause a été méconnue jusqu'ici. Partant de ces principes, M. Mouriès conseille de restituer à la constitution le phosphate de chaux qui lui manque, et à cet effet il a fait préparer une semoule particulière qui renferme dans des proportions définies la quantité de phosphate calcique nécessaire à la conservation de la santé. Il cite même des faits à l'appui de sa manière de voir, faits observés pour la plupart par le docteur Pégot-Ogier.

D'autres médecins croient avoir retiré des résultats avantageux, dans des circonstances identiques, de l'eau de chaux administrée en potions.

Tout porté que je sois à admettre avec M. Mouriès que la diarrhée reconnaît quelquefois pour cause l'insuffisance des sels terreux, je ne crois pas qu'on doive accepter la médication proposée par cet auteur, non plus que l'eau de chaux, comme un moyen héroïque et constamment sûr. Leur administration n'a pas toujours été suivie de succès aussi brillants que leur auteur veut bien leur attribuer.

Heureusement il est un remède bien simple, à la portée de tous, facile à doser, et qui est loin de répugner aux petits malades ; ce remède infaillible quand il est donné à temps, c'est, nous l'avons déjà dit, le sein d'une bonne nourrice.

Tout simple qu'il est, c'est celui contre lequel le médecin rencontre la plus vive opposition, et cependant il compte de véritables résurrections et toujours des succès.

Nous venons de voir quels accidents entraîne l'allaitement artificiel ; nous venons de voir que ces accidents cèdent facilement à l'allaitement maternel ; pourquoi donc ne pas les prévenir ? pourquoi refuser aux enfants l'alimentation que la nature leur a destinée ?

DE QUELQUES INCONVÉNIENTS

DU CHLOROFORME.

DE QUELQUES INCONVÉNIENTS

DU CHLOROFORME.

Les accidents occasionnés par le chloroforme
ont depuis longtemps ému le public médical. De
nombreux travaux ont été publiés sur ce sujet ;
parmi eux, nous compterons le Mémoire de
M. Jobert, adressé à l'Académie des Sciences,
le Rapport si bien fait de M. Robert à la Société
de chirurgie, le Rapport de M. Ludger Lallemand
à la Société médicale d'émulation de Paris. Les
uns renferment la relation des faits déplorables où
l'administration du chloroforme a été suivie de
mort ; les auteurs de ces Mémoires ont recherché
de quelle façon le chloroforme avait pu amener la
mort, quelles étaient les lésions cadavériques, à
quel genre de mort on pouvait rapporter ce malheureux résultat ; d'autres se sont préoccupés des
moyens de prévenir cet accident ou bien encore

d'y remédier et de rendre la vie au malade déjà privé de souffle. Mais personne que je sache n'a jusqu'ici soulevé une question secondaire à la vérité, celle de l'action du chloroforme sur les suites d'une opération. Et cependant c'est là une question capitale, une question qui domine toute la médecine opératoire. Il ne suffit pas que telle ou telle opération soit rapidement exécutée, que le chirurgien puisse enlever une tumeur ou bien amputer un membre en tant de secondes; il faut tout d'abord que le malade soit placé dans les conditions les plus favorables au succès de l'opération; il faut le mettre à l'abri de tous les accidents consécutifs : hémorrhagies, suppurations interminables, cicatrisation lente. Ce sont là des dangers que l'homme de l'art doit éviter autant qu'il est en lui.

Il est encore des malades qui se présentent à l'opérateur dans un état extrême de marasme, épuisés par des pertes nombreuses de sang, par des abcès profonds et multipliés, etc., etc.: ceux-là doivent être promptement débarrassés de la cause du dépérissement; chez eux il faut chercher la cicatrisation la plus prompte possible, la réunion la plus immédiate. Dans tous les cas, le chloroforme peut-il être employé aveuglément? Cet agent si énergique, qui en quelques secondes peut tuer le sujet le mieux constitué, ne laisse-t-il aucune trace de son passage dans l'économie quand son administration a été suivie de succès ? En un mot, l'anesthésie est-elle complètement innocente alors même qu'elle ne tue pas ?

Depuis longtemps j'avais remarqué dans les hôpitaux de Paris que les malades chloroformés avant l'opération guérissaient moins vite que les autres : de nouveaux faits que j'ai pu étudier sérieusement soit à l'Hôtel-Dieu d'Abbeville, soit dans ma pratique particulière, comparés à quelques autres où les malades n'avaient pas été anesthésiés, m'ont confirmé dans l'opinion que j'avais déjà : que le chloroforme modifie d'une manière fâcheuse l'état du sang, que de cette modification résulte de graves inconvénients, des hémorrhagies veineuses abondantes pendant l'opération, des hémorrhagies consécutives, et partant l'impossibilité d'obtenir la réunion immédiate par première intention.

Cette opinion ou plutôt cette conviction est fondée sur des faits irrécusables observés et par plusieurs de mes confrères et par moi-même; il suffira de les rapporter pour que cette manière de voir soit partagée.

Nous avons groupé les observations en deux séries : la première renferme la relation de quelques opérations où le chirurgien a cru devoir s'abstenir du chloroforme : dans la seconde, nous ne trouverons que des opérés qui ont préalablement subi les inhalations chloroformiques.

PREMIÈRE SÉRIE.

PREMIÈRE OBSERVATION. — La veuve Lelong, âgée de quatre-vingt-deux ans, demeurant à Abbeville, rue des Cuisiniers, d'un embonpoint excessif, d'une bonne santé habituelle, est prise le 18 février 1854 des symptômes de hernie étranglée. Une hernie crurale gauche était la cause de ces accidents. Différentes tentatives de réduction ayant échoué, je l'opérai le 19 février, assisté de M. Dubois père. L'opération est faite suivant les règles ordinaires : une couche épaisse de tissu adipeux est sous-jacente à la peau ; dans cette couche rampent quelques artères et veines d'un calibre moyen ; une simple torsion suffit pour arrêter l'hémorrhagie artérielle ; l'abstersion avec l'eau froide supprime seule l'hémorrhagie veineuse. Après la rentrée des intestins étranglés, il ne suinte pas la moindre goutte de sang. La plaie est réunie par seconde intention. Le lendemain, l'appareil de pansement est taché par de la sérosité rougeâtre, mais ne présente pas de traces de suintement sanguin. La plaie de l'opération est cicatrisée quinze jours après dans presque toute son étendue; mais une partie du sac herniaire s'est sphacélée; la perte de substance causée par la gangrène ne put être réparée qu'au bout de cinq semaines, à la fin de mars.

___

DEUXIÈME OBSERVATION. — Jean-Louis Joly, cultivateur à Épagnette, âgé de 58 ans, est tourmenté depuis trois jours par une hernie inguinale étranglée. Appelé en consultation le 5 avril 1853, je ne vois d'autre ressource que l'opération : j'y procède immédiatement avec l'aide de MM. Tirmont et Dubois père. Les différentes couches successivement incisées ne laissent sourdre que quelques gouttes de sang à l'effusion desquelles met bientôt fin le froissement des bords de la plaie. Avant la fin de l'opération, le sang avait fini de couler. Un pansement simple est appliqué par-dessus, mais les symptômes d'étranglement ayant persisté malgré l'opération, Joly, déjà épuisé par trois jours de souffrances, mourut le lendemain. Aucun signe d'hémorrhagie ne s'est présenté depuis le moment de l'opération jusqu'à la mort.

___

TROISIÈME OBSERVATION. — Albertine Dufossé, âgée de deux ans, demeurant rue aux Mulets, d'une belle carnation, avait le doigt indicateur de la main droite fortement rétracté sur le dos de la main, par suite d'une cicatrice difforme. C'était le résultat d'une brûlure. Le 16 décembre 1854, sollicité par M. le docteur Loisel, je tentai en sa présence une opération d'autoplastie par glissement. L'ablation du tissu cicatriciel laisse une large plaie béante occupant presque tout le dos de la main : de cette vaste surface coulait soit en nappe soit par jets une énorme quantité de sang dont il fallait de toute nécessité arrêter le cours avant de songer à réparer la solution de continuité. Je liai trois petites artères; j'en tordis quelques-unes; la compression directe avec des éponges imprégnées d'eau froide acheva d'arrêter l'hémorrhagie, et l'opération put être facilement terminée sans aucun obstacle apporté par le sang. Le lendemain quelques taches rouges salissent la charpie qui recouvre les plaies; mais ce n'est qu'un suintement insignifiant. La cicatrisation se faisait lorsque le quatrième jour un peu d'inflammation détruit le travail de consolidation : malgré cet accident, les plaies produites par le bistouri sont cicatrisées complètement le 10 janvier 1855.

QUATRIÈME OBSERVATION. — Arsène, âgé de 48 ans, journalier au Titre, porte depuis longtemps à la partie postérieure de la cuisse droite, au niveau du tiers moyen, une énorme tumeur lipoma-

teuse : le volume de cette tumeur est tel que le
malade est obligé de la soutenir avec une sorte de
bandage suspenseur. La gêne apportée par cette
masse l'engage à réclamer le secours d'un médecin; il entre à l'Hôtel-Dieu d'Abbeville, le 28
janvier 1855. Deux jours après, M. Vésigné procède à l'extirpation de la tumeur. La position
qu'il fallait donner forcément au malade fait repousser l'idée de soumettre le malade aux inhalations de chloroforme. Le lipôme est circonscrit
par deux incisions elliptiques, puis disséqué avec
soin : trois artères assez volumineuses sont entourées d'une ligature ; l'hémorrhagie s'arrête bientôt; la plaie est réunie par première intention.
Cinq jours après elle est cicatrisée dans presque
toute son étendue. Reste seulement à la partie
inférieure un trajet fistuleux dont la suppuration
est entretenue par les fils de ligature. Le malade
sort parfaitement guéri vingt-cinq jours après son
entrée à l'hôpital.

DEUXIÈME SÉRIE.

CINQUIÈME OBSERVATION. — Gamard, âgé de 21
ans, journalier, demeurant chaussée Marcadé, est
entré plusieurs fois à l'Hôtel-Dieu pour se faire
traiter d'une tumeur blanche du genou droit.

La cautérisation transcurrente, les cautères potentiels ne peuvent enrayer la marche de la maladie; des abcès se montrent de divers côtés. M. Vésignié propose au malade l'amputation comme seule ressource. Effrayé de ce moyen extrême, Gamard sort de l'hôpital; mais, bientôt les lésions augmentant, les douleurs devenues plus vives et les conseils du docteur Vion arrachent de lui le consentement à l'opération. Lorsqu'il rentre à l'Hôtel-Dieu, la cavité articulaire est le siége d'une énorme collection fluctuante que d'après la marche de la maladie et les symptômes antérieurs nous jugeons être une collection de pus : le genou est luxé en dehors; l'articulation est mobile en tous sens. De tels désordres font hâter l'opération. Gamard, entré le 24 juin 1854, est amputé le 27. Nous assistions à l'opération, MM. Vion, Dubois père, Bréant et moi. Le malade est chloroformé jusqu'à ce que l'insensibilité soit complète. Tout se passe régulièrement.

L'artère fémorale et la fémorale profonde sont liées : malgré cela l'hémorrhagie continue de plus belle : le sang noir, fluide coule en nappe sur la surface traumatique. Ce sang provient de la veine fémorale qui reste béante. L'eau froide, la compression avec des tampons de charpie modèrent cet écoulement, mais ne l'arrêtent pas : au bout d'une demi-heure, on réunit la plaie malgré cela.

Un appareil compressif entoure le moignon, et le malade est reporté dans son lit. Le 28, l'appareil est taché de sang; une sérosité noire coule des lèvres de la plaie quand on presse le moignon : celui-ci est légèrement distendu par l'accumulation d'un caillot dans sa cavité. La compression qui entoure l'appareil a suffi pour modérer l'hémorrhagie. Néanmoins, le but que l'on s'était proposé en réunissant la plaie par première intention, était manqué : il fallait attendre que le moignon fût détergé avant d'espérer une cicatrisation. Heureusement le caillot sanguin se fond régulièrement; rien ne vient entraver la marche du travail de réparation. Le malade, débarrassé de ses vives souffrances et d'une fièvre continue, reprend de l'embonpoint, les forces reviennent graduellement, et la cicatrisation, dans ces circonstances favorables, est obtenue au bout de deux mois. Gamard sort parfaitement guéri le 16 septembre, pouvant marcher à l'aide d'une jambe artificielle.

SIXIÈME OBSERVATION.—Thuillier, enfant trouvé, âgé de 25 ans, domestique à Mautort, est couché au N° 43 de la salle des hommes de l'Hôtel-Dieu, (service de M. Vésignié). Depuis longtemps le genou droit est le siége d'une tumeur blanche qui

3

s'accompagne de douleurs intolérables. Divers traitements ont échoué, et le malade, pour se soustraire à ses vives souffrances, réclame l'amputation à grands cris. M. Vésignié consent à cette opération, et le 13 juillet, y procède en présence de MM. Dubois père et Bréant; je lui servais d'aide. Le chloroforme versé sur une éponge est, comme d'habitude, maintenu d'abord à distance, puis rapproché de l'orifice des fosses nasales jusqu'à ce qu'il amène l'insensibilité, ce qui ne tarde pas à arriver. Dans cet état, l'amputation est rapidement exécutée; une seule artère volumineuse, l'artère fémorale, nécessite la ligature; mais la veine fémorale fournit un sang noir dont l'écoulement persiste malgré une compression directe maintenue pendant quelque temps. L'eau hémostatique de Pagliari n'obtient pas plus de succès; le sang continue à sourdre abondamment de la veine. Les efforts dirigés contre cette hémorrhagie étant restés infructueux, M. Vésignié se détermine néanmoins à réunir la plaie par première intention, et applique par-dessus la charpie un bandage serré dont le but est d'arrêter l'écoulement sanguin.

Le lendemain, on s'aperçoit à la levée de l'appareil que la cavité du moignon est distendue par une énorme quantité de sang noir qui maintient les lèvres de la plaie écartées. Quelques tentatives

pour extraire ce caillot, ou tout au moins une partie, sont bien vite abandonnées : on se résigne à
attendre la disparition graduelle du caillot et à
maintenir les lèvres de la plaie aussi rapprochées
que possible. Bientôt les bandelettes agglutinatives sont insuffisantes. M. Vésignié est obligé d'a-
voir recours à une suture sèche fort ingénieuse,
dont le mérite de l'invention lui revient en entier.
Cet appareil est couronné d'un succès complet, et
le malade voit quelque temps après la suppuration
se tarir. Enfin, les premiers jours d'octobre, la cicatrisation est achevée et le malade n'attend plus
qu'une consolidation parfaite. Thuillier sort bien
guéri le 20 novembre. A part l'hémorrhagie qui a
persisté après l'opération, à part aussi un peu de
fièvre traumatique, aucun accident n'était venu
compliquer la situation.

SEPTIÈME OBSERVATION. — La femme Dufresnoy,
âgée de 44 ans, d'une bonne constitution, robuste,
jouissant d'une santé excellente, domiciliée depuis
longtemps à Rue, est entrée à l'Hôtel-Dieu d'Abbeville pour se faire enlever un lipôme qui recouvre
le côté externe de l'épaule gauche. Cette tumeur,
du volume du poing, est mobile, bien circonscrite
et placée sur la face externe du deltoïde, c'est-à-
dire dans une région peu riche en vaisseaux san-

guins. Le sujet étant dans les meilleures conditions, on l'opère trois jours après son entrée dans
les salles, le 21 février 1854. La malade est préalablement chloroformée. La dissection méthodique
du lipôme permet de ménager l'aponévrose deltoï-
dienne que le bistouri respecte entièrement. Deux
ou trois petites artères sont liées; un léger suintement de sang noir continue à lubrifier la plaie ;
mais la faible quantité de sang épanché ne peut
arrêter l'opérateur qui recouvre la plaie avec un
large lambeau postérieur. Quelques points de suture assujettissent ce lambeau, puis la plaie est
recouverte d'un pansement simple. Le lendemain
et les jours suivants, on est étonné de voir l'hémorrhagie continuer sous les téguments; le lambeau est soulevé; les bords de la plaie écartés
sont déchirés par les points de suture, et l'on
peut acquérir alors la certitude qu'un épanchement sanguin est la cause de tous ces désordres.
La plaie est d'abord pansée à plat, pour que la
détersion puisse se faire facilement, mais l'écartement des lèvres de la plaie augmentait. C'est
alors que M. Vésigné imagina la suture sèche,
dont nous avons parlé plus haut. Cet appareil contentif ramena bientôt chaque bord de la plaie au
contact, et la cicatrisation se mit à marcher régulièrement.

La femme Dufresnoy, habituée à vivre à la

campagne, accablée d'ennui dans les salles de l'Hôtel-Dieu, demande et obtient sa sortie le 17 mars. A cette époque, la plaie était complétement réunie aux deux extrémités ; le milieu seul suppurait encore.

Nous avons revu cette femme qui porte à l'épaule une cicatrice linéaire verticale à laquelle viennent aboutir d'autres petites lignes rouges transversales. Ces lignes sont les cicatrices des plaies produites par les points de suture. Il est facile de comprendre que dans ce cas l'hémorrhagie qui s'est faite dans la plaie est la seule cause de cette difformité, en mettant obstacle à la réunion immédiate.

Si nous comparons les différentes relations que nous venons de rapporter, nous verrons, d'un côté, une facilité extrême à réprimer les hémorrhagies, une rapidité énorme de cicatrisation, malgré quelques accidents survenus, comme dans les observations une et trois ; de l'autre, des hémorrhagies veineuses abondantes pendant l'opération (observations cinq et six), une hémorrhagie consécutive dans l'observation sept, dans les trois cas une suppuration de plusieurs semaines, une difficulté grande dans le travail de cicatrisation, difficulté qui nécessite l'invention d'un appareil contentif.

Deux observations surtout doivent appeler notre attention ; ce sont les Nᵒˢ 4 et 7. Dans l'un comme dans l'autre cas, il s'agit en effet de la même maladie, d'un lipôme développé, chez l'un à la partie postérieure et moyenne de la cuisse, chez l'autre sur l'épaule à la face externe, dans deux régions également dépourvues de vaisseaux, chez deux personnes robustes, bien constituées, toutes deux vivant habituellement à la campagne, toutes deux récemment arrivées à l'Hôtel-Dieu.

Arsène (observation 4) est opéré sans qu'on puisse le soustraire à la douleur : il guérit rapidement sans aucune espèce d'hémorrhagie. La femme Dufresnoy (observation 7) est anesthésiée ; une hémorrhagie lente mais continue empêche toute réunion ; les lèvres de la plaie sont coupées par les points de suture et la malade quitte l'hôpital incomplétement guérie.

Si nous rappelons avec quelle peine dans l'observation 6 on est arrivé à la cicatrisation complète, si nous rappelons qu'il a été impossible chez Gamard comme chez Thuillier (observations 5 et 6) d'arrêter l'hémorrhagie veineuse, au moment de l'opération, il sera inutile d'insister plus longtemps pour justifier notre proposition. De pareils faits parlent d'eux-mêmes et n'ont pas besoin de commentaires.

Mais qui vous prouve, nous dira-t-on, que ces

hémorrhagies, cette lenteur dans le travail de cicatrisation sont le fait même du chloroforme ? Dans l'état actuel de la science, et avec notre peu de connaissances personnelles en chimie organique, il est assez difficile de répondre péremptoirement à une telle objection.

Jusqu'alors je ne sache pas que l'analyse du sang ait été faite d'une manière complète dans l'empoisonnement par le chloroforme. Il est vrai que, dans l'observation du docteur Vallet, d'Orléans, dans celle des professeurs Rigaut, Tourdes et Caillot, de Strasbourg, dans celle aussi du docteur Mayer, d'Ulm, l'analyse du sang a été faite. Mais dans ces trois cas, comme dans les expériences de M. Duroy, expériences instituées au sein de la commission de la Société médicale d'Émulation, l'analyse s'est bornée à chercher la présence du chloroforme dans le sang : il en est résulté un fait important, c'est que, dans la grande majorité des cas, le chloroforme a été retrouvé dans ce fluide. Mais personne n'a eu l'idée de voir quelles modifications la présence du chloroforme pouvait apporter dans l'état chimique du sang, dans sa composition intime.

Cependant il est une chose reconnue par tout le monde, c'est que les malades anesthésiés perdent, même par les grosses artères, un sang noir et fluide. Cependant il résulte des expériences

même de M. Duroy, et c'est là un fait sur lequel
on n'a pas insisté, il résulte, dis-je, de ces expériences, que le sang est profondément altéré. Dans
tous les cas, que les animaux aient été tués rapidement par le chloroforme ou qu'ils aient été soumis
à une intoxication lente, la surface du sang est
recouverte de lamelles miroitantes ressemblant à
des parcelles de cholestérine, et de larges goutte-
lettes brillantes reconnaissables à l'aspect exté-
rieur pour de la matière grasse.

Malheureusement là se bornent les seules lésions matérielles observées jusqu'à ce jour. La
tendance de tous les esprits à rechercher quel est
l'organe le plus affecté par le chloroforme, quel
est celui où se concentre toute son action, celui
où l'on peut aussi constater sa présence en plus
grande quantité, a empêché les chimistes de pousser plus loin leurs investigations ; et cependant
n'est-il pas intéressant de savoir si le sang, cette
chair coulante, comme disaient les anciens, est
alors plus ou moins riche, si ses qualités plasti-
ques ont augmenté ou non, si sa quantité normale
de fibrine est changée. Quoi qu'il en soit, il est
pour nous un fait d'une certaine valeur et désor-
mais incontestable : dans les inhalations chloroformiques, le chloroforme se retrouve en nature dans
le sang qu'il altère dans sa constitution chimique
et dans ses qualités physiques.

Nous ne chercherons pas ici à expliquer comment cette altération du sang peut être cause des accidents que nous avons signalés ; il nous suffit de constater que l'administration du chloroforme est souvent suivie d'hémorrhagies, et de rappeler en même temps que cette administration amène un changement rapide dans la composition du sang.

Le rapprochement de ces deux faits légitime la proposition que nous avons émise au commencement de ce travail, et que nous ne saurions trop répéter : le chloroforme modifie d'une manière fâcheuse l'état du sang ; de cette modification peuvent résulter des inconvénients sérieux.

Ce n'est pas à dire que toujours la méthode anesthésique doive amener de pareils résultats : loin de là, l'anesthésie peut être tout-à-fait inoffensive ; mais, même dans les cas que l'on peut considérer comme les plus heureux, il est difficile d'obtenir une réunion immédiate. Citons-en un seul exemple :

HUITIÈME OBSERVATION. — Havéquez, âgé de 32 ans, employé au chemin de fer de Boulogne, a les deux jambes affreusement mutilées par le passage de plusieurs wagons. On l'apporte à l'Hôtel-Dieu tout épuisé par une perte énorme de sang et par des douleurs excessives. Une double amputation est immédiatement jugée nécessaire. Havequez est soumis au chloroforme. M. Vésignié ampute d'abord la jambe gauche au-dessous du genou : quelques ligatures sont appliquées, puis la cuisse droite est coupée au tiers inférieur. Le malade a été soumis de nouveau au chloroforme pour cette seconde opération. Une seule artère, la fémorale, est liée, il n'y a pas d'hémorrhagies, soit primitives soit consécutives.

Les plaies suppurent d'abord assez abondamment, mais bientôt Havequez, qui a été surpris par cet affreux accident au milieu de la plus florissante santé, recouvre ses forces et arrive à une guérison rapide. Amputé le 18 août 1852, il sort bien guéri, s'aidant de deux jambes artificielles, le 2 octobre, au bout de quarante jours.

C'est là un fait rassurant, sans doute, mais nous ferons observer que même dans ce cas la réunion n'a pas été immédiate.

Qu'on ne se méprenne pas, du reste, sur la portée de cette note ; je ne vote pas la proscription du chloroforme : c'est un bienfait rendu à l'humanité que de la soustraire à d'atroces souffrances, et à ce compte nous n'avons pas le droit de bannir l'agent précieux qui nous donne ce pouvoir. Mais cette merveilleuse invention a créé une obligation de plus pour le chirurgien : il doit rechercher, avant de l'administrer, si le malade qu'il va opérer peut subir impunément une ou plusieurs hémorrhagies, s'il peut supporter une suppuration longue; c'est là un assez grave sujet de méditation pour appeler l'attention du praticien.

Les observations que je viens de rapporter sont peu nombreuses, mais l'enseignement qu'elles renferment m'a paru trop important pour ne pas les signaler et pour laisser passer inaperçu un fait qui jusqu'ici semble complétement ignoré.

DES SUTURES EN GÉNÉRAL.

D'UNE NOUVELLE MÉTHODE

DE SUTURE SÈCHE EN PARTICULIER.

DES SUTURES EN GÉNÉRAL.

D'UNE NOUVELLE MÉTHODE
DE SUTURE SÈCHE EN PARTICULIER.

———

Multa renascentur quæ jam cecidere ; cadentque
Quæ nunc sunt in honore........
(HORAT. DE ARTE POETICA.)

De toutes les questions qui sont du ressort de la
chirurgie, il n'en est pas où les opinions aient le
plus souvent varié comme dans la grande question
des sutures. Pénétrés des avantages de la réunion
immédiate, les chirurgiens des différentes époques
l'ont toujours recherchée ; mais ils sont loin
d'être d'accord sur la manière de l'obtenir. Aussi
voyons-nous triompher tour à tour les sutures sèches, tour à tour les sutures sanglantes. Dans la
première partie du xviiie siècle, ce dernier mode
de réunion était à son apogée ; jamais on n'avait
vu tant de sortes de sutures : on n'en comptait pas
moins de quinze à vingt espèces, lorsque Pybrac
lut à l'Académie de chirurgie son Mémoire sur
l'abus des sutures, grave réquisitoire dans lequel

la suture est accusée de toute espèce de crimes. Les chefs d'accusation sont au nombre de cinq : 1° La suture sanglante est accompagnée de douleur vive lorsque l'aiguille traverse la peau ; 2° la présence des fils dans les lèvres de la plaie est une cause continuelle d'irritation qui peut déterminer des accidents nerveux, comme on l'a vu plusieurs fois ; 3° ces mêmes fils déterminent l'inflammation et la suppuration des petites ouvertures ; 4° si l'on a compris des muscles dans la suture, leurs fibres irritées se contractent, agissent incessamment pour écarter les lèvres de la plaie, et par conséquent détruisent l'effet qu'on attend de la suture ; 5° enfin, les parties comprises dans l'anse du fil se tuméfient et il en résulte pour elles un véritable étranglement.

En même temps que Pybrac demandait la proscription de la suture sanglante, quelques faits malheureux où les fils avaient déchiré les parties comprises dans leur anse, ou bien avaient paru augmenter l'inflammation, étaient communiqués à l'Académie de chirurgie. Accablée sous le poids d'une telle accusation, la suture sanglante n'eut qu'à subir en silence le blâme formel qui lui était infligé ; et, bien que, de loin en loin, quelques praticiens recommandables, Chopart, Lombard, Marc-Antoine Petit, Saucerotte prouvent par des faits bien établis, l'utilité de ce mode de coaptation, la réaction se fit tout à l'avantage de la suture sèche et des bandages unissants.

Dionis, dans son Cours d'Opérations de chirurgie (*huitième édition*, *Paris* 1782, *page* 71), après avoir reconnu « que les sutures sanglantes sont » admirables pour les parties qu'on ne peut em— » pêcher de se mouvoir, comme les lèvres, » donne une description minutieuse de deux sortes de suture sèche, et il ajoute : « Cette suture n'a » besoin ni d'aiguille, ni de fil, ni de canule, et » elle s'applique sans douleur. » Plus loin, page 72 : « Cette suture est merveilleuse pour les plaies » du visage, parce qu'évitant la difformité causée » par les points de l'aiguille, elle fait qu'après la » guérison, la cicatrice ne paraît que très-peu. »

Prudent Hévin, Cours de pathologie et de thérapeutique chirurgicales (*troisième édition*, *Paris* 1793, *tome II*, *page* 4), nous dit : « La suture sèche » n'a été admise pendant longtemps que pour les » plaies des téguments ou pour celles qui péné— » traient peu profondément : cependant, si on » emploie de grands emplâtres bien glutineux et » tenaces, assez longs et larges pour s'étendre » au-delà des lèvres de la division, elle pourra » produire tout son effet, même dans les plaies » profondes. D'ailleurs la suture sèche a des » avantages qui doivent la faire préférer aux au— » tres espèces, toutes les fois qu'elle sera jugée

4

» suffisante pour maintenir les parois de la plaie
» rapprochées ; car elle épargne des douleurs au
» malade et le met à couvert de l'inflammation
» et de la suppuration que les points de suture
» ne manquent guère d'occasionner, sans parler
» de la difformité qu'ils ajoutent souvent à la ci-
» catrice ; ce qui n'est pas un léger inconvénient
» aux blessures du visage et des autres parties
» exposées à la vue. » Puis après quelques mots
sur les sutures qui se pratiquent avec l'aiguille et
le fil, il reprend : « Malgré les succès qu'avaient
» le plus ordinairement les sutures que Paracelse
» avait dès longtemps proscrites dans sa grande
» chirurgie, on les a presque abandonnées dans
» ces derniers temps ou tout au moins on en a
» beaucoup restreint l'usage. D'une part, l'inuti-
» lité dont elles sont reconnues dans le plus grand
» nombre des cas, et d'autre part, les inconvé-
» nients qui en sont souvent les suites ont dé-
» terminé les praticiens à s'en tenir à l'applica-
» tion méthodique des bandes emplastiques et du
» bandage secondé par la position la plus conve-
» nable de la partie. Les exemples multipliés de
» la réunion opérée par ces moyens seuls de plaies
» qui coupaient transversalement de gros muscles
» et même dans des cas où des accidents graves
» survenus avaient forcé de couper les points de
» suture, étaient bien capables d'autoriser la pré-

» férence qu'on a cru devoir donner à cette pra-
» tique. »

On était alors en pleine réaction.

Louis s'élève aussi fortement contre l'utilité des
sutures ; cependant, dans l'opération du bec de
lièvre, il avait bien soin de placer un point de suture à l'angle inférieur de la plaie.

Richerand, Nosographie chirurgicale (*quatrième
édition, Paris 1815, tome Ier, page 19 et suivantes*), est
beaucoup moins sévère. Il combat également l'un
et l'autre mode de réunion immédiate, et leur pré-
fère la position et les bandages unissants ; toutefois il sait faire ses réserves et admettre les sutures
dans les cas urgents, ainsi qu'on peut en juger
par les lignes suivantes : « L'emplâtre agglutinatif
» avec des fils, plus connu sous le nom de suture
» fausse ou sèche, est aujourd'hui tombé dans une
» proscription aussi juste que générale ; on le fai-
» sait en attachant des fils à l'un des bords de
» deux morceaux d'emplâtre que l'on plaçait
» suivant la longueur de la plaie ; mais outre
» l'inconvénient d'agir sur tous les points avec le
» même degré de force, et de ne pouvoir être re-
» nouvelé qu'en totalité, cet emplâtre avait celui
» d'irriter la plaie lorsque les fils s'enfonçaient
» dans ses bords tuméfiés. La suture, dernier
» moyen que l'on emploie pour obtenir la réu-
» nion des plaies, ne convient que dans un petit

» nombre de circonstances, etc., etc. Ces cas,
» qu'il est facile de déterminer, se réduisent
» comme il sera dit en son lieu, aux plaies à lam-
» beaux du cuir chevelu, aux divisions des lèvres,
» à celles de la paroi antérieure de l'abdomen,
» aux blessures du tube intestinal et aux déchi-
» rements de la cloison recto-vaginale chez la
» femme. »

Puis Richerand conclut : « On ne peut donc
» point regarder la suture comme un moyen qui
» convienne généralement dans la réunion, et ce
» n'est pas sans étonnement que l'on voit Bell
» commencer son grand ouvrage de chirurgie par
» une sorte d'apologie de cette opération. »

Plus près de nous, l'illustre Boyer suit les
mêmes errements que ses prédécesseurs ; comme
eux il repousse les sutures sanglantes ; mais,
comme pour Richerand, sa foi est souvent ébran-
lée ; c'est ainsi qu'il se croit forcé d'admettre ce
moyen pour les plaies du ventre, pour celles de
l'intestin et des lèvres.

Roux, dans ses Nouveaux éléments de médecine opératoire (*tome I*er, *page* 339), juge ainsi la
suture sèche proprement dite : « Elle a néan-
» moins quelques inconvénients qui en ont fait
» restreindre l'usage au cas que je viens d'indi-
» quer (le bec de lièvre) et pour lequel même
» tous les praticiens n'avouent pas son utilité.

» C'est, il faut en convenir, une manière assez
» minutieuse d'employer un moyen fort simple
» en lui-même, etc. » Et il donne l'avantage à la
suture sanglante.

De ce moment la suture sèche perd de son pres-
tige, et nous voyons les substances emplastiques
tomber dans l'oubli pour faire place à l'aiguille et
au fil : c'est à peine si les traités de médecine
opératoire en disent quelques mots.

M. Malgaigne se borne à dire dans son Manuel
de médecine opératoire (*quatrième édition* 1843,
page 52). « Procédé des *Anciens* : suture sèche. On
» appliquait sur chaque côté de la plaie des em-
» plâtres agglutinatifs de largeur suffisante et
» ayant la même longueur que la plaie même ; et
» on cousait leurs bords avec une aiguille et un
» fil ordinaire par la suture du pelletier.

» D'autres taillaient en digitations les bords de
» l'emplâtre qui avoisinaient la plaie et cousaient
» à ces digitations des rubans qui se nouaient
» d'un côté à l'autre. Dans tous les cas, il faut
» toujours placer du côté de la plaie la lisière de
» la toile pour éviter qu'elle s'effile.

» Enfin, M. Roux qui y a eu quelquefois re-
» cours, fait des œillets à l'emplâtre, y passe un
» fil et resserre les deux côtés de la plaie à peu
» près à la manière d'un corset. Cette prétendue
» suture est justement abandonnée. »

M. Sédillot, dans son Traité de médecine opératoire (*deuxième édition* 1854), décrit les règles à suivre dans l'application des bandelettes de diachylon, puis rappelle l'existence de collodion et de la dissolution de gutta percha dans l'éther; mais de suture sèche, pas un mot.

Quels sont donc les reproches que l'on adresse à cette méthode? Comme toujours, on a fait intervenir ici l'étranglement que l'on objectait avec autant de force à la suture sanglante. On a dit que les bords de la plaie enflammés pouvaient être étranglés par les fils ou les bandelettes passant d'un bord à l'autre. On a dit que ces fils pouvaient, en pénétrant de vive force dans les lèvres enflammées, entretenir l'irritation. Ce n'est pas là un reproche bien effrayant, il suffirait de répondre aux adversaires de la suture sèche : employez un appareil de contention comme celui de Roux, comme celui de Dionis, comme celui de Fabrice d'Aquapendente, et il vous sera facile de diminuer autant que vous voudrez votre puissance de traction. Une seconde objection plus sérieuse est la suivante : la sérosité, le sang, l'humidité ou toute autre cause peuvent soulever ou détacher un des côtés de l'appareil, et alors il est impossible d'y remédier sans qu'on soit obligé d'enlever momentanément tous les moyens de coaptation.

L'application des emplâtres agglutinatifs est

difficile et nécessairement imparfaite si la région présente des inégalités ; elle est de toute impossibilité si l'on emploie des morceaux de sparadrap larges et formés d'une seule pièce. Enfin quelqu'adhésive que soit la substance emplastique, des dérangements fréquents, des décollements inévitables rendent inutiles les efforts du chirurgien pour obtenir la réunion par première intention.

Aussi les opérateurs actuels ont-ils complétement abandonné les sutures non sanglantes et pour la plupart se bornent à maintenir les lèvres de la division avec des bandelettes de diachylon, sans s'apercevoir qu'à ce moyen on peut adresser une partie des objections que nous faisions tout-à-l'heure aux sutures sèches proprement dites.

En effet, comme celles-ci, le diachylon, quelqu'adhésif qu'il soit, se décolle très-vite, le sang, la sérosité, de légers mouvements ont bien vite détruit ses adhérences avec la peau ; c'est ce que nous avons vu, pour notre part, un bon nombre de fois ; son application, même en bandelettes étroites, n'est pas toujours facile, pour peu que les bandelettes soient longues. Le diachylon, outre l'inconvénient qu'il a d'exciter trop les parties qu'il recouvre, peut encore être la cause d'érysipèles qui envahissent les bords de la solution de continuité et déterminent des accidents souvent fort graves.

Ce sont là des obstacles sérieux qui devraient arrêter le praticien et lui faire rejeter l'emploi d'un agent aussi infidèle et quelquefois aussi dangereux.

De tels accidents n'arrivent pas au chirurgien qui réunit les plaies dont il veut obtenir la guérison, à l'aide du fil et des aiguilles. Certainement de tous les modes de réunion que nous avons cités jusqu'ici, celui-ci est le meilleur et le plus sûr dans ses résultats.

Mais ici encore nous rencontrons des obstacles qui, toutefois, ne sont pas si graves que Pybrac voulait bien le dire.

La douleur occasionnée par chaque aiguille à chaque point de suture est une torture de plus infligée au malade, et cependant cette douleur n'est pas assez forte pour réclamer l'anesthésie.

La présence des fils détermine l'inflammation et la suppuration des petites ouvertures, d'où résulte autant de cicatrices très-visibles et assez difformes.

Ces mêmes fils sont une cause continuelle d'irritation qui peut amener des accidents nerveux ; c'est, il est vrai, un phénomène rare et tout-à-fait exceptionnel.

L'étranglement de la partie comprise dans l'anse du fil est un reproche qui s'adresse moins à la suture qu'au chirurgien qui ne l'applique pas con-

venablement : cependant il peut arriver que l'inflammation continuant, l'étranglement persiste et
qu'alors les fils coupent les parties comprises dans
leur anse.

Enfin, si on a compris des muscles dans la suture, leurs fibres irritées se contractent et luttent
contre les fils de manière à agir directement contre le but qu'on se propose. Tous ces griefs sont
fondés sans doute, mais ils ne sont pas aussi sérieux qu'on le croit généralement.

Les deux premiers seulement, la douleur et la
difformité, se rencontrent chaque fois qu'on emploie la suture ; quant aux trois autres, il est plus
rare de les observer.

En présence de tous ces inconvénients, en présence de toutes ces tergiversations, à quelle méthode nous arrêterons-nous ? Si nous avions à
choisir entre les moyens de contention décrits jusqu'à ce moment, nous n'hésiterions pas à nous
déclarer partisan de la suture sanglante ; car c'est
un bon moyen de maintenir la coaptation et d'obtenir une réunion immédiate, et, malgré ses défauts,
nous ne balancerions pas à l'employer. Mais il
nous reste à faire connaître une méthode toute
nouvelle de suture sèche employée habituellement
à l'Hôtel-Dieu d'Abbeville par M. Vésignié.

Avec cette nouvelle méthode disparaissent les
objections adressées à la suture sèche ; avec elle

nous évitons la douleur et la difformité que nous opposions tout-à-l'heure à la suture sanglante. Du reste, le procédé opératoire est excessivement simple ; le seul reproche qu'on puisse lui faire, c'est peut-être de nécessiter un temps assez long; mais qu'est-ce que cela auprès des avantages énormes qu'on peut en retirer ?

Des rubans de fil solides et résistants, semblables à ceux qu'on emploie pour les appareils à fracture, des épingles ordinaires, du fil ciré ou mieux du cordonnet de soie, un peu de collodion, tel est tout l'appareil instrumental dont M. Vésignié se sert pour faire cette suture.

La plaie doit être abstergée et débarrassée de tout corps étranger, les alentours nettoyés et rasés avec soin.

Tout étant convenablement disposé pour obtenir la réunion la plus immédiate possible, l'opérateur coupe un nombre de rubans double de celui qu'il croit devoir placer dans la hauteur de la solution de continuité, en ayant soin de leur donner une longueur proportionnée à la profondeur de la lésion, comme du reste on avait habitude de le faire pour les divers appareils de suture sèche. Nous ne dirons pas que le nombre de ces rubans doit être aussi proportionné à la longueur de la division ; cela ressort de soi-même. Chacun de ces rubans est armé à l'une de ses extrémités d'une

épingle qui traverse le tissu de part en part, et se
dirige perpendiculairement au grand axe du ru-
ban suivant sa largeur.

Cela fait, le chirurgien, à l'aide de collodion,
fixe de chaque côté de la plaie, et perpendiculairement à sa direction, chacun des rubans ainsi
disposés avec la seule précaution que l'épingle,
dirigée du côté de la solution de continuité, lui
soit rigoureusement parallèle. L'extrémité armée
de la bandelette ne doit pas être fixée avec le collodion; elle doit aussi rester à une certaine distance de la plaie, à un centimètre environ; de cette
façon, il est facile de protéger la division du contact de l'épingle, en insinuant par-dessous une la-
melle d'amadou, un peu de charpie. Il est une
autre précaution non moins indispensable; nous
avons dit que le chirurgien plaçait ses rubans chaque côté de la plaie, nous devons ajouter que les
bandelettes qui se regardent doivent être directement et exactement placées l'une au-devant de
l'autre, de façon à ce que, chaque côté étant parfaitement symétrique, la traction exercée sur l'un
et l'autre ne fasse pas froncer les lèvres de la
plaie.

Lorsque l'évaporation de l'éther a solidifié le
collodion et que les bandelettes sont suffisamment
maintenues, le chirurgien, faisant rapprocher par
un aide les bords de la plaie, s'empare du fil où

du cordonnet, puis l'engage autour des épingles comme on le fait dans la suture entortillée, passant successivement de l'épingle de droite sur celle de gauche placée en regard, et réciproquement, et venant ainsi croiser les fils au-devant de la plaie. Il est bon d'avoir autant de fils qu'il y a de paires de bandelettes; chaque paire étant alors indépendante de ses voisines, on peut à volonté augmenter ou diminuer la traction sans déranger tout l'ensemble.

On comprend facilement qu'avec cet appareil il est permis d'avoir une traction aussi puissante que possible. L'adhérence du collodion permet d'agir énergiquement sur les téguments, et d'amener les bords de la plaie au contact parfait. Ce n'est pas là du reste le seul avantage de ce mode de réunion.

Si nous nous rappelons les reproches adressés aux divers modes de suture employés jusqu'ici, nous verrons qu'aucun de ces reproches n'atteint celle que nous venons de d'écrire.

Absence complète de douleur, absence de cicatrices produites par les points de suture, solidité excessive, force de traction considérable, durée aussi prolongée qu'on peut le désirer, imperméabilité absolue, facilité extrême d'éviter l'étranglement en serrant et desserrant à volonté les fils, absence de fil ou de tout autre corps étranger dans la plaie, pas de cause d'érysipèle comme lorsqu'on emploie l'emplâtre agglutinatif ; ce ne sont pas là de petits avantages. Joignez à cela qu'il vous est loisible dans le cas où une hémorrhagie consécutive surviendrait, de mettre le fond de la plaie à nu, sans causer de douleur au malade ; il suffit de dénouer ou de couper les fils que l'on remplace ensuite facilement.

On nous reprochera peut-être de nous laisser séduire par de simples idées théoriques ; qu'on nous permette de citer trois observations qui mettront le lecteur à même de juger des immenses services que cette suture a rendus et ceux qu'elle est appelée à rendre.

PREMIÈRE OBSERVATION. — La femme Dufresnoy, 44 ans, entre à l'Hôtel-Dieu d'Abbeville pour se faire débarrasser d'un lipôme qui recouvre l'épaule gauche. M. Vésignié l'opère le 21 février 1854. La plaie est réunie par des points de suture. Mais une hémorrhagie abondante consécutive soulève le lambeau qui recouvre la plaie : les points de suture coupent les bords de la plaie qui offre alors une large surface béante. Des pansements simples à plat facilitent la détersion, mais l'écartement des bords augmentait.

C'est alors que M. Vésignié imagina la suture

---

[1] Voyez la septième observation de mon Mémoire sur les inconvénients du chloroforme.

sèche qui vient d'être décrite. Cet appareil contentif ramena bientôt chaque bord de la plaie au contact, et la cicatrisation se mit à marcher régulièrement. La femme Dufresnoy, accablée d'ennui dans les salles de l'Hôtel-Dieu, demande sa sortie le 16 mars 1854. On enlève l'appareil qui est appliqué depuis une douzaine de jours ; la plaie est complétement réunie à ses deux extrémités ; le milieu seul suppurait encore.

Nous avons revu cette femme qui porte une cicatrice linéaire à laquelle viennent aboutir d'autres petites lignes rouges transversales. Ces lignes sont consécutives aux plaies produites par les points de suture.

DEUXIÈME OBSERVATION. [1] — Thuillier, 25 ans, domestique à Mautort, est amputé de la cuisse droite le 13 juillet 1854. Une hémorrhagie consécutive abondante distend la cavité du moignon et amène l'écartement des bords de la plaie. Les bandelettes agglutinatives de diachylon employées longtemps comme moyen de réunion, sont insuffisantes : la flaccidité des chairs, la mollesse du moignon rendent impossible leur application. Dans cette occurrence, M. Vésignié emploie la suture sèche sus-mentionnée. Cet appareil est couronné

[1] Voyez sixième observation, Mémoire cité.

d'un succès complet, et le malade voit la réunion secondaire s'opérer après une suppuration assez longue. Dans les premiers jours d'octobre, la cicatrisation est complète. Dans cette observation, la suture sèche a été maintenue trois semaines environ, et pendant tout ce temps l'appareil ne s'est nullement dérangé.

———

TROISIÈME OBSERVATION. — Vacavant, âgé de 29 ans, tisserand à Hallencourt, est couché au N° 40 de la salle des hommes de l'Hôtel-Dieu d'Abbeville (service de M. Vésignié). La cuisse gauche, déformée et raccourcie de douze centimètres, est le siége d'une fracture qu'on n'a pu réduire, nous dit-il.

Cette fracture datait de cinq semaines, lors de l'entrée du malade à l'Hôtel-Dieu. Un commencement de consolidation écarte l'idée de toute tentative de réduction.

Le fragment supérieur fait une saillie considérable au côté externe de la cuisse : sous l'influence de la pression qu'il exerce, la peau s'amincit et se perfore, et l'extrémité du fragment mise à nu annonce un commencement de nécrose. Pour parer à cet accident, M. Vésignié se décide à réséquer l'extrémité saillante de l'os. Une incision courbe, à concavité supérieure, permet de disséquer en lambeau la peau qui recouvre encore en partie l'extrémité du fragment. Celui-ci est bien vite isolé des chairs, puis reséqué dans l'étendue de cinq centimètres.

L'opération se fait régulièrement, sans hémorrhagie.

Le lambeau est ensuite rabattu sur la plaie; mais la rétraction de la peau est telle que le lambeau recoquevillé n'est plus suffisant pour recouvrir la lésion produite par le chirurgien. M. Vésignié emploie néanmoins la suture sèche avec le collodion, et quelques efforts de traction ramènent le lambeau à sa grandeur première et à parfaite coaptation. La réunion n'eut pas lieu par première intention comme on pouvait l'espérer : l'extrémité de l'os reséqué, agissant comme corps irritant, entretint la suppuration pendant près d'un mois. Durant tout ce temps, l'appareil est resté en place sans qu'il fût besoin de le modifier ou d'y toucher en aucune façon, et lorsqu'on put l'enlever, il n'avait perdu en rien de son adhérence à la peau et partant de sa solidité. La plaie était réunie depuis longtemps lorsque le malade succomba aux suites d'une lymphangite que vint encore compliquer une pneumonie suppurée.

Nous bornerons à ces trois observations la relation des cas où nous avons vu employer la suture sèche. Il est facile de penser ce qu'on doit attendre d'un moyen qui, dans des faits de cette nature, a pu permettre au chirurgien d'obtenir la guérison et de maintenir au contact des plaies pour lesquelles les autres agents étaient insuffisants.

A lui seul, ce mode de contention réunit les avantages des deux méthodes anciennes de suture sans en avoir les inconvénients, et de plus que pour ces deux méthodes, sa durée d'action est aussi étendue que possible, ressource précieuse pour le chirurgien, qui, ayant échoué dans ses tentatives de réunion immédiate, a sous la main un moyen infaillible d'empêcher l'écartement des bords de la division tout en laissant la plaie découverte.

QUELQUES RÉFLEXIONS

A PROPOS

D'UN CAS DE GROSSESSE EXTRA-UTÉRINE.

QUELQUES RÉFLEXIONS

A PROPOS

D'UN CAS DE GROSSESSE EXTRA-UTÉRINE

––––––––––

La femme Sellier, née Marie Bréchange, âgée de quarante-trois ans, est grande, d'une constitution robuste, et jouit ordinairement d'une bonne santé. Elle est habituellement employée comme lessiveuse à l'Hôtel-Dieu d'Abbeville.

Le 9 mars 1854, elle vaquait à ses occupations habituelles, ne se plaignant d'aucun malaise, et après avoir achevé son déjeuner sur les neuf heures du matin, elle se mettait au travail lorsque, tout d'un coup une vive douleur ressentie dans le bas-ventre lui arrache un cri, puis elle tombe évanouie.

Cette première syncope est bientôt suivie de plusieurs autres qui se succèdent à de courts intervalles. En l'absence des médecins de l'hôpital, les sœurs, après l'avoir fait mettre au lit, lui admi-

nistrent une potion stimulante, avec quelques
gouttes de liqueur d'Hoffmann et lui font appli-
quer des sinapismes sur les membres inférieurs.
Bientôt le ventre devient tendu, douloureux ; des
vomissements, de matières alimentaires d'abord,
puis de matières bilieuses, surviennent; le pouls,
nous a-t-on rapporté, prend une fréquence ex-
traordinaire, mais reste toujours petit.

A la visite du soir, à six heures, nous trouvons
cette femme dans l'état suivant : décubitus dorsal,
impossibilité de faire exécuter des mouvements
sans arracher de grands cris à la malade, face grip-
pée, respiration courte, fréquente, parfois suspi-
rieuse, ventre tendu, élevé, d'une très-vive sensibilité ; le poids des couvertures, la moindre palpation ne peuvent être supportés. Pouls petit, à
peine sensible, filiforme, très-fréquent. Les syncopes, qui n'ont pas cessé de paraître depuis le
matin, deviennent plus fréquentes : tout fait
craindre une fin prochaine. Nous nous bornons
à prescrire des boissons froides, que la malade
peut à peine avaler, quelques gouttes d'éther, des
sinapismes sur les membres inférieurs.

La femme Sellier meurt à 10 heures du soir.

Le seul renseignement que nous ayons pu obtenir de la malade, c'est la disparition de ses règles,
qui, après s'être montrées dans la matinée du 8

mars, avaient cessé le soir du même jour. Elle n'avait du reste aucun retard.

Autopsie 36 heures après la mort.

M. le docteur Vésignié m'assistait dans cette opération.

L'embonpoint est conservé ; la peau du ventre et des aines est sillonnée par des vergetures en grand nombre; de ce signe, nous avions tout d'abord conclu que la femme Sellier avait dû accoucher antérieurement d'un ou de plusieurs enfants à terme, mais il résulte de nos recherches, que cette femme avait eu trois fausses couches à différentes époques, qu'on n'a pas pu nous préciser.

L'incision des parois abdominales nous met en face d'un énorme épanchement sanguin intra-abdominal, épanchement qui occupe une grande partie de la cavité péritonéale. Le petit bassin est complétement rempli de caillots. Nous avons recueilli avec soin cette masse énorme de sang et nous l'avons fait peser ; il y avait deux kilogrammes et demi de sang fluide et de caillots.

C'est au milieu de cette quantité de caillots que nous trouvons l'ovaire droit déchiré à son extrémité interne, et adhérent au pavillon de la trompe droite. A l'union même de ces deux organes, couché sur la perte de substance de l'ovaire, existe un petit embryon de 30 à 35 jours, complétement entouré de ses membranes qui sont intactes. Un

fait si curieux attira notre attention ; néanmoins
je poursuivis l'examen des parties environnantes,
me réservant de disséquer plus tard et avec soin
cette pièce si intéressante. L'ovaire gauche offre à
la surface une vésicule de Graaf prête à se déchirer ; une légère hémorrhagie s'est faite autour
d'elle ; sa cavité renferme aussi un liquide sangui-
nolent. La trompe gauche, libre de toute adhérence, perméable dans toute son étendue, est le
siège d'une fluxion sanguine, qui se traduit par
quelques points hémorrhagiques tout le long du
canal.

L'utérus est doublé de volume ; ses parois spon-
gieuses, ramollies, sont hypertrophiées. La cavité
utérine est tapissée par une membrane molle, tomenteuse, parfaitement organisée, que la plus
légère traction détache sans déchirure. Cette
membrane, qui n'est autre que la membrane caduque des auteurs, se continue avec l'orifice des
trompes et se termine insensiblement vers le col
de l'utérus. Ce dernier est fermé exactement ; sa
petite cavité ne contient qu'un peu de mucus rougeâtre ; nous n'y avons pas rencontré cette espèce
de gélatine dont on a signalé l'existence dans ces
cas spéciaux. Nous n'avons pas remarqué non plus
ce boursoufflement de la muqueuse utérine que
tous les auteurs regardent comme le signe pathologique inséparable de la menstruation.

La vessie occupait sa place normale : les autres organes abdominaux étaient sains.

L'hémorrhagie avait distendu l'ovaire droit, en avait éparpillé les éléments ; la trompe droite elle-même renfermait du sang dans presque toute sa longueur ; j'ai essayé à diverses reprises d'y introduire un stylet ; l'instrument, après avoir parcouru les deux tiers du canal, s'arrêtait sans pouvoir aller au-delà ; je ne saurais en conclure que la trompe n'était pas perméable ; le stylet dont je disposais alors était trop volumineux pour permettre cette conclusion : un instrument moins gros eût peut-être pénétré jusqu'à l'utérus.

Après quelques jours de macération dans l'eau pure d'abord, puis dans l'eau alcoolisée, je disséquai l'ovaire et son contenu avec le plus grand soin. Tout d'abord je pus m'assurer que le pavillon de la trompe n'était pas augmenté de volume, que le canal qui lui fait suite avait aussi ses dimensions normales, et enfin que la trompe n'était qu'accolée à l'ovaire. Le pavillon de la trompe constituait-il l'une des parois de la cavité anormale qui logeait le fœtus ? Je ne le pense pas ; quelques-unes des franges du pavillon étaient libres ; d'autre part, dans les grossesses tuba-ovariques, on a toujours trouvé une dilatation de la trompe, et nous venons de voir qu'il n'y avait ici rien de tel.

L'ovaire avait conservé sa membrane propre,
que je pus facilement reconnaître sur toute la surface, excepté à l'extrémité interne, celle qui regardait la trompe; là, une large déchirure mettait à
nu le petit embryon et au-dessous de lui le parenchyme même de l'ovaire dilacéré par le sang qui
en avait dissocié les éléments. Sur les bords déchiquetés de cette déchirure s'arrêtait brusquement la
capsule fibreuse de l'ovaire qui participait aussi à
la dilacération.

Les enveloppes du fœtus sont intactes dans toute
leur étendue; quelques filaments d'apparence fibreuse les retiennent au milieu même du tissu
ovarique, qui, malgré l'état de désordre dans
lequel il m'est permis de le voir, est facilement
reconnaissable à son aspect glanduleux. Ces
enveloppes se composent des membranes propres
du fœtus, le chorion et l'amnios. J'ai pu isoler
complétement ces deux membranes l'une de l'autre.

La cavité amniotique renfermait avec un peu
de liquide un petit embryon d'une trentaine de
jours; la vésicule ombilicale était facilement reconnaissable. Malgré mes recherches, il ne m'a
pas été possible de découvrir un véritable placenta.

L'observation précédente, si elle n'a pas le mérite de révéler un fait nouveau, n'en est pas moins
fort intéressante ; elle renferme en outre plus d'un
enseignement utile. Malgré les nombreux faits
qui ont été déjà publiés, malgré les dissections
attentives, l'histoire des grossesses extra-utérines
présente encore beaucoup d'obscurité : il n'en
saurait du reste être autrement dans une question
qui touche de si près au mystère de la fécondation,
sur laquelle tous les auteurs ont chacun leur théorie. Quoi qu'il en soit, nous croyons de notre devoir de commenter chacun des faits principaux
qui nous ont été révélés par l'autopsie et de chercher à les apprécier à leur juste valeur.

Et d'abord, à quelle espèce de grossesse extra-
utérine avons-nous eu affaire? Pour nous, nous
croyons pouvoir affirmer que nous avons observé
une grossesse ovarique interne. Mais sur ce terrain
déjà nous serons arrêtés par une autorité compé-
tente, par M. Velpeau, qui nie la possibilité de la
grossesse ovarique interne.

« De quelque manière, en effet, nous dit-il
» dans le volume XIV du Dictionnaire en trente
» volumes, que la fécondation ait lieu, que ce soit
» par un aura, par un animalcule ou par tout
» autre principe de la semence, il paraît indis-
» pensable que les germes des deux sexes se met-

» tent en contact. Or, d'après les lois connues de
» la physiologie actuelle, ce contact ne peut s'ef-
» fectuer sans que la coque de l'ovaire ou la cap-
» sule de l'ovule se déchire. Par cela seul qu'un
» ovule est vivifié, on ne peut donc plus admettre
» qu'il soit renfermé dans l'ovaire, à moins de
» croire avec Chaussier, que le germe de l'homme
» ne parvient à celui de la femme que par ab-
» sorption. »

L'argument paraît irréfutable, mais nous répondrions à M. Velpeau comme répondent MM. Cazeaux
et Dezeimeris, que, dans l'état actuel de la science,
on ne peut préciser le mode suivant lequel s'exerce
l'influence du sperme sur l'ovule, et qu'entre une
simple vue théorique, quelqu'ingénieuse qu'elle
soit, et un fait bien observé, l'esprit le plus sévère
ne peut rester indécis. Or, de nombreux faits étu-
diés avec soin démontrent l'existence des grossesses ovariques internes, s'ils n'en expliquent pas
la possibilité. Il résulte, en effet, des recherches
de Dezeimeris, que le musée de Wurtzbourg renferme trois pièces appartenant à des grossesses
ovariques : dans ces trois cas, décrits tous trois
par Hesselbach, dont l'autorité scientifique ne saurait être mise en doute, le fœtus est enveloppé de
toutes parts par la membrane fibreuse propre de
l'ovaire.

Le muséum anatomique de J. C. Walter, à

Berlin, possède une pièce où l'on voit un ovaire du côté droit dans lequel s'était développé un fœtus.

Le musée anatomique de Strasbourg contient, sous le numéro 1023 du catalogue, un cas de grossesse dans l'ovaire; l'embryon est desséché.

Ajoutons à ces faits les relations dues à Barkhausen, de Brême, à Bœhmer, au docteur Smith, à Duverney, à Warocquier, au professeur Ucelli, de Pise; rappelons qu'en 1828, M. Pestch en avait rassemblé trente-six cas et que Dezeimeris croit pouvoir en ajouter une vingtaine à ce nombre. Si, à toutes ces relations nous osons joindre ce que nous avons observé avec le plus grand soin, nous ne craindrons pas d'affirmer l'existence des grossesses intra-ovariques. Dans notre cas particulier, en effet, nous avons vu l'ovaire revêtu partout de sa membrane d'enveloppe; à un endroit seulement cette enveloppe vient à manquer; nous avons reconnu que la solution de continuité était le fait d'une déchirure. C'est au fond de cette déchirure, entre les bords écartés, que nous avons aperçu le fœtus environné de ses membranes; et si ce n'était pas assez, nous avons retrouvé des brides qui le maintiennent fixé au parenchyme même de l'ovaire. Ce sont là des faits aussi bien observés qu'il a été possible de le faire.

Peut-être viendra-t-on nous objecter l'adhérence du pavillon de la trompe droite; cette objection n'est pas sérieuse : l'adhérence du pavillon n'infirme en rien ce que nous avançons; si l'on se rappelle ce que l'autopsie a démontré, le pavillon n'est pas adhérent dans tout son pourtour à l'ovaire; d'autre part, il a ses dimensions normales; le canal qui lui fait suite n'est pas dilaté. Le fait seul de l'adhérence d'une partie du pavillon pourrait-il donc constituer une grossesse tuba-ovarique? Mais, dans ces cas, la trompe qui contribue à former la cavité embryonnaire, a été obligée de s'hypertrophier pour loger le produit de la conception.

Ici nous n'avons rien de semblable, et de plus nous avons trouvé dans l'ovaire même une loge toute faite dans lequel notre embryon était pour ainsi dire exactement emboîté.

Nous ne chercherons pas plus longtemps à prouver que c'est bien dans l'ovaire que nous avons trouvé notre fœtus; de toutes les observations de grossesse intra-ovarique, la nôtre nous paraît une des plus évidentes.

Une seconde question se présente à élucider : quelles sont, dans les grossesses extra-utérines, les membranes propres du fœtus? Toutes les personnes qui se sont occupées de l'évolution de l'œuf répondront hardiment; les membranes propres du fœtus ne peuvent être que ce qu'elles sont dans tous les cas : on trouvera toujours le chorion, l'en-

veloppe la plus extérieure, la plus indispensable,
puisque c'est-elle qui, unie à la vésicule allantoïde,
doit servir à former le placenta, c'est-à-dire à permettre la circulation de la mère à l'enfant; plus
l'amnios, l'enveloppe la plus interne, destinée à
secréter ce liquide amniotique dont l'utilité n'a
pas besoin d'être démontrée. « Ce n'est pas sans
» un profond étonnement, dit M. Cazeaux, que,
» dans une discussion soulevée à l'Académie de
» Médecine, j'ai entendu plusieurs honorables
» membres soutenir que, dans les grossesses ab-
» dominales, l'enveloppe de l'œuf était seulement
» composée de l'amnios, et qu'il n'y avait pas de
» chorion. » Je n'avais pas affaire à une grossesse abdominale, il est vrai, mais j'ai trouvé bien
distincts le chorion et l'amnios que j'ai isolés assez
facilement. Du reste, je suis convaincu qu'il en
est ainsi dans tous les cas de grossesse extra-utérine; j'avoue même que je ne comprends pas
d'une autre façon le développement et la nutrition
de l'embryon.

Si une dissection méthodique m'a permis d'isoler les membranes propres du fœtus, en revanche,
les investigations et les essais auxquels je me suis
livré pour trouver une troisième membrane enve-
loppante, un kyste protecteur, ont été inutiles.
Sur ce point encore, je suis parfaitement d'accord
avec la plupart des auteurs qui ont écrit sur les

grossesses extra-utérines. On conçoit facilement que l'œuf, placé en dehors du péritoine, dans les grossesses sous péritonéo-pelviennes, plongé dans le tissu cellulaire, s'entoure alors d'une couche adventice de nouvelle formation. C'est là un fait presque constant pour tous les corps étrangers qui viennent à se loger dans le tissu cellulaire.

On conçoit plus facilement encore, que, dans la grossesse abdominale secondaire, l'embryon parvenu déjà à un certain degré de développement, faisant une irruption soudaine dans la cavité abdominale, et devenant par conséquent cause active d'inflammation, soit bientôt couvert d'une couche plastique, d'une membrane pathogénique, à la surface interne de laquelle on a pu, dans certains cas, trouver un aspect lisse, velouté, semblable en cela aux membranes qui recouvrent les trajets fistuleux. Hors ces deux circonstances, il est difficile de comprendre la formation d'un kyste d'enveloppe. Cependant quelques auteurs, imbus d'une fausse théorie à l'endroit de la membrane caduque, ont voulu à tout prix trouver cette membrane et l'ont quelquefois trouvée, disent-ils. Ainsi, M. Velpeau, parlant d'une grossesse tubaire, observée dans le service de M. Clément, à la Pitié, dit : L'ovule, entier, granuleux, *sans caduque régulière*, adhérait par toute sa périphérie à l'intérieur de la trompe, et encore M. Velpeau qui

a voulu trouver une caduque est-il obligé d'avouer
qu'elle n'est pas régulière ?)

Ainsi M. Jacquemier prétend « qu'il est beau-
» coup moins facile de constater l'existence et la
» disposition d'une membrane caduque formée
» par l'organisme maternel. Peu d'observations,
» ajoute-t-il, ont à cet égard la précision dési-
» rable. On voit cependant, dans un assez grand
» nombre, qu'il existe à la surface du chorion
» une troisième membrane ou couche de tissu
» blanchâtre, celluleux, qui unit le chorion aux
» tissus et organes avec lesquels il est en rapport.
» Cette couche doit être considérée comme iden-
» tique, par sa composition et ses usages, à la
» caduque utérine ; mais il ne faut pas la con-
» fondre avec les produits pseudo-membraneux,
» résultat d'une inflammation du péritoine ou du
» kyste, qui survient à la suite de déchirures et
» par le seul fait d'un trop long séjour de l'œuf
» dans la cavité qui le renferme. Dans ce cas on
» ne peut plus distinguer la caduque des produits
» de l'inflammation adhésive avec lesquels elle a
» la plus grande analogie. »

J'ai relu attentivement la plupart des observations de grossesse extra-utérine, et je suis encore
à me demander sur quels faits M. Jacquemier éta-
blit la loi que nous venons de rapporter. C'est
plutôt là une vue théorique, suite inévitable des

6.

idées préconçues sur la membrane caduque. M.
Jacquemier semble admettre, comme beaucoup
d'autres auteurs, du reste, que la caduque est une
membrane de nouvelle formation, ou mieux, une
fausse membrane organisée ; et partant de ce principe, il ne voit pas la raison qui empêcherait l'o-
vule placé en dehors de la matrice d'être revêtu
d'une caduque. Mais, depuis les belles recherches
de M. Coste, il n'est pas permis de douter que la
membrane muqueuse de l'utérus ne constitue à
elle seule cette fameuse caduque, sujet de tant de
controverses ; alors il est très-rationnel de penser
qu'en dehors de la cavité utérine, on ne saurait la
rencontrer, et malheureusement pour les adversaires de cette opinion, les faits donnent raison à
M. Coste et à ses adeptes.

Où trouverons-nous donc cette membrane caduque dont beaucoup de médecins ne peuvent
absolument se passer ?

Suivant les idées de M. Coste, nous la trouverons dans la cavité utérine, et ici encore les autopsies sont venues confirmer son opinion.

Dans toutes les grossesses extra-utérines dont
la relation est parvenue à ma connaissance, j'ai
toujours trouvé que l'utérus ne restait pas étranger au développement de l'embryon. Son volume
augmente d'une manière remarquable, son tissu

devient plus mou, la membrane muqueuse s'hypertrophie, devient plus vasculaire et constitue
dès les premiers temps une véritable membrane
caduque. Mais il arrive souvent que cette hypertrophie disparaisse au bout de quelque temps, et
que la muqueuse offre seulement une surface inégale, veloutée, tomenteuse. M. Velpeau, qui nie
ce fait, admet bien que quelquefois l'utérus se
gonfle, se ramollit, subit des changements qui ca-
ractérisent la bonne grossesse ; que sa cavité se
remplit quelquefois d'une matière concrescible,
amorphe, sorte de couche anhiste, observée par
Bertrandi, Chaussier, ou plutôt d'une végétation
de la couche muqueuse. Mais M. Velpeau, qui
touche la vérité de si près, s'y refuse complètement et ne veut pas, que dans aucun cas, l'utérus
renferme une caduque.

C'est là pourtant ce que démontrent tous les
faits connus jusqu'à ce jour, ainsi qu'il est facile
de s'en assurer. Un accroissement remarquable
dans le volume de l'utérus avait été signalé par
Jouy, de Saint-Maurice, Mercière, Saviard, San-
torini, Duverney, Boehmer, Levret ; mais ce fut
Hunter qui consigna le premier d'une manière
positive, que, outre les changements que subit la
matrice comme dans une grossesse naturelle, il se
forme dans son intérieur une membrane tout-à-
fait semblable à la caduque. Depuis, ce fait fut

confirmé par Clarke, Meckel, Lobstein, le docteur
Koner, W. Smith, Alberts, etc.

M. Ch. de Bouillon, après neuf mois de grossesse extra-utérine, trouva que la cavité de l'utérus avait augmenté d'étendue, et qu'elle était tapissée d'une couche couenneuse, semblable à l'épi-
chorion. M. Payan, chirurgien de l'Hôtel-Dieu
d'Aix, nous raconte que, dans un cas de grossesse
utérine interstitielle, cas où la mort était survenue
par rupture du kyste, la matrice était aussi déve-
loppée qu'au deuxième ou au troisième mois de la
gestation, que ses parois étaient épaissies, et qu'elle
se trouvait tapissée par une matière concrescible
assez épaisse, sorte d'enduit muqueux, velouté,
grisâtre, formant une espèce de pseudo-membrane
incomplétement organisée, qui la remplissait presque en entier. M. Oulmont rapporte aussi que
dans une circonstance de ce genre, les parois de
l'utérus avaient augmenté de volume, que sa cavité était lisse, un peu inégale, blanchâtre, comme
tomenteuse. La femme qui fait le sujet de cette
observation se croyait enceinte de trois mois.

Toutefois le docteur Loschge a publié un cas
dans lequel le fœtus, âgé de cinq mois, pourvu de
ses membranes et de son placenta, s'était développé
entre les feuillets du ligament large; dans ce fait,
il n'y avait pas de trace de caduque dans l'utérus.
D'autre part Turnbull a constaté le retour de

la matrice à l'état ordinaire, dans un cas, six mois après le terme naturel de la grossesse; Ramsey, au bout de trois mois, de sorte, dit Dezeimeris, qu'il n'y a pas lieu de s'étonner que l'utérus ait été trouvé avec les caractères qu'il offre à l'état de vacuité dans une grossesse extra-utérine de vingt-deux ans par Walter; de seize ans par Fothergill, de quatorze ans par Bianchi, de six ans par Lospichler, de trois ans par Boucquet.

L'explication en est facile à trouver. La membrane muqueuse de l'utérus s'hypertrophie, avons-nous dit plus haut; mais l'œuf n'arrivant pas dans l'utérus, la muqueuse n'a aucune fonction à remplir; aussi s'atrophie-t-elle comme tout organe inutile, perd-elle sa riche vascularisation pour rentrer, après quelques mois, dans les conditions de l'état de vacuité (Cazeaux).

Dans l'observation que j'ai rapportée, nous nous trouvions dans les conditions voulues pour trouver cette hypertrophie de la muqueuse utérine; aussi rien n'a-t-il fait défaut; ni augmentation de volume, ni ramollissement de tissu, ni enfin formation de la caduque.

Je ne chercherai pas à discuter quelle peut être la cause des grossesses extra-utérines : le fait que j'ai pu observer ne m'a rien appris à cet égard. J'ai recherché, il est vrai, si la trompe utérine droite n'était pas oblitérée; mais l'instrument dont je pouvais disposer n'était pas assez délicat pour me permettre d'avoir une certitude, et je ne pourrais conclure de la résistance que j'ai éprouvée à l'oblitération de la trompe. Il serait à désirer que les observateurs pussent constater ce fait qui a été repris avec ardeur par M. Cazeaux, et en faveur duquel militent quelques observations remarquables.

Comment dans ces cas se ferait la fécondation? Sans adopter la théorie de l'aura seminalis, Chaussier, madame Boivin, M. Dugès, ont pensé qu'il suffisait que le sperme fût déposé à l'entrée du vagin pour que, par l'absorption, il fût entraîné dans le torrent circulatoire et ramené par lui à l'ovaire, où la fécondation s'opérait. Cette hypothèse, qui rend compte de toutes les anomalies, n'est basée, il faut bien le dire, sur aucun fait d'anatomie, ni sur aucune expérience directe, et de plus se trouve en contradiction avec les recherches des ovologistes modernes.

L'anatomie comparée pourra peut-être jeter quelque jour sur la question qui nous occupe. Chez certains mammifères, tels que la truie, la vache, etc., la trompe n'est pas le seul canal qui établisse un passage au sperme.

M. Gartner, de Copenhague, avait annoncé que chez ces animaux il existait un canal particulier qui, des parties externes de la génération, se por-

tait jusque dans l'épaisseur des ligaments larges.
En 1826, il vint à Paris, et conjointement avec
M. de Blainville, il fit de nouvelles recherches
qui confirmèrent son assertion. M. de Blainville
a vainement cherché de pareils canaux chez la
femme; il n'en a point rencontré. L'analogie
rend probable leur existence dans l'espèce humaine, et cette probabilité acquiert de nouvelles
forces quand on rapproche ce fait de celui que
M. Baudeloque a présenté en 1826 à l'Académie
de Médecine comme une anomalie unique dans la
science; quoique, chose assez singulière, Dulau-
rens, au rapport de Mauriceau, eût remarqué plusieurs fois que la trompe, arrivée à la corne de la
matrice, se séparait en deux conduits dont l'un,
plus gros et plus court, s'insérait dans le fond de la
matrice, et l'autre, plus étroit et plus long, allait
se terminer au col près de son orifice interne.

De Graaf croit avoir rencontré chez la femme
des canaux semblables à ceux décrits par M. Gartner chez certains mammifères. Enfin, madame
Boivin dit avoir vu des faits analogues au canal
bifurqué de M. Baudelocque.

Nous signalerons encore une observation bien
remarquable de M. Regnaud, consignée dans le
tome II du Journal hebdomadaire, année 1829;
malgré une oblitération complète des trompes, on
a trouvé les organes de la génération dans un état

semblable à celui que l'on observe lorsqu'un commencement de travail générateur a lieu. (*Extrait
d'un Rapport de M. Cazeaux à la Société anatomique.*)

Des considérations de cette sorte sont de nature
à appeler vivement sur ce point l'attention des
médecins, qui seront assez heureux pour observer
des grossesses extra-utérines : peut-être de ces
recherches jaillira-t-il quelque lumière sur les té-
nèbres encore si obscures de la fécondation.

Dans presque toutes les relations où la grossesse
extra-utérine s'est terminée par rupture du kyste
et par hémorrhagie mortelle pour la mère, on a
trouvé la cause de cet accident dans une chute
sur le ventre ou bien dans un coup porté sur cette
région. Chez la femme Sellier, rien de tel ; au
milieu de la plus florissante santé, alors qu'elle se
livrait à ses occupations habituelles, et sans qu'on
ait pu remarquer de cause traumatique, le kyste
se rompt et cette pauvre femme succombe en douze
heures à une hémorrhagie foudroyante.

Attribuerons-nous cette fin déplorable à l'accroissement progressif et continuel de l'embryon,
à l'amincissement des parois de la poche qui le
contenait ? M. Cruveilhier admet volontiers cette
manière de voir dans des cas de ce genre.

Cependant il est ici un fait que nous ne devons
point passer sous silence. Chacun sait que la grossesse utérine simple n'implique pas toujours la

disparition des règles ; d'autre part, il a été observé que, dans les grossesses extra-utérines, leur apparition se faisait assez fréquemment. Mais jusqu'ici personne ne s'est occupé de la relation possible entre l'évolution des règles et la rupture du kyste embryonnaire.

Chez la femme Sellier, ce rapport semble des plus manifestes. Cette femme a toujours été bien réglée ; elle n'a pas cessé de voir apparaître régulièrement chaque période menstruelle : elle les voit pour la dernière fois la veille de sa mort ; mais, le soir, l'écoulement disparaît sans laisser de malaise, sans coliques, sans contractions utérines ; puis, douze heures après, une hémorrhagie abondante s'épanche dans la cavité abdominale.

Je n'hésite pas à voir, dans cette simultanéité d'évolution des règles et de rupture du kyste fœtal, plus qu'une simple coïncidence, mais bien plutôt un rapport de cause à effet. Dans le phénomène physiologique de la menstruation, il ne s'agit pas seulement d'un simple écoulement de sang à la surface interne de la matrice ; c'est un acte beaucoup plus compliqué et auquel l'appareil génital, l'organisme tout entier viennent prendre part.

Grâce aux beaux travaux de MM. Négrier, Coste, Pouchet, de Rouen, Raciborski, Robert Lee, Bischoff, il est aujourd'hui plus que démon-

tré que la cause de la menstruation réside tout
entière dans l'évolution successive des vésicules de
Graaf; en d'autres termes, que la menstruation
n'est autre chose qu'une ponte périodique, et le
fait même que je rapporte ici en est une preuve
de plus.

Ainsi, c'est dans l'ovaire même et non plus
dans l'utérus que nous trouvons la cause de cette
évolution, et les autopsies faites jusqu'à ce jour
ont toujours démontré une augmentation considérable de volume dans l'ovaire auquel appartient
la vésicule de Graaf hypertrophiée; on lui a toujours trouvé une coloration rouge très-prononcée,
et son appareil vasculaire singulièrement con-
gestionné : la trompe elle-même participe à cette
congestion. D'un autre côté, les liens étroits de
sympathie, qui unissent un ovaire à celui qui lui
est symétrique, sont bien connus : ainsi, qu'un
ovaire soit enflammé, il est habituel de voir son
congénère prendre sa part de l'inflammation.

Quoi de plus simple alors que de trouver l'o-
vaire droit, qui reste étranger à l'évolution actuelle
de la vésicule, augmenté de volume, lui aussi, sous
l'influence d'une cause qui a envahi tout l'organisme? Dès lors on s'explique facilement la rupture de la membrane de l'ovaire qui, chez la
femme Sellier, constituait la membrane envelop-
pante, le kyste. Il est en effet facile de comprendre

que la capsule de l'ovaire, déjà distendue outre mesure par la présence de l'embryon, vienne à se déchirer sous l'influence d'un mouvement fluxionnaire, si léger qu'il soit.

C'est là une hypothèse que l'on admettra peutêtre difficilement, mais un fait à peu près semblable que je retrouve dans la science, m'autorise à proposer l'explication que je viens d'émettre.

OBSERVATION.

Rosalie C...., âgée de 31 ans, journalière, est entrée le 7 avril 1853 à l'hôpital de la Salpêtrière, dans le service de M. Oulmont.

Cette femme, qui n'avait jamais eu d'enfants, et qui a toujours été régulièrement menstruée, dit avoir fait, il y a douze jours, une fausse couche. Elle se croyait enceinte de trois mois. Ses règles avaient manqué depuis le mois de janvier. Elle a été prise il y a douze jours, de douleurs hypogastriques accompagnées d'une perte de sang légère qui a persisté jusqu'à son entrée à l'hôpital. Elle a rendu des caillots, et assure qu'un médecin a constaté la fausse couche. Depuis le jour où s'est déclarée la perte de sang, elle souffre de douleurs lombaires et hypogastriques ; elle se sent faible, abattue, et a continuellement gardé le lit.

Elle fut visitée le 8 au matin, et on constata l'état suivant : sa figure est pâle, décolorée, et exprime une souffrance profonde ; ses traits sont comme grippés ; elle répond mal aux questions qu'on lui adresse, et donne *des renseignements confus*. Il n'y a pas de céphalalgie, mais seulement quelques vertiges. Le ventre n'est ni développé, ni tendu, ni météorisé ; il est assez souple. La pression détermine des douleurs dans toute son étenduc, mais ces douleurs ne sont vives que vers l'hypogastre, encore faut-il une pression assez forte pour les déterminer. On ne sent ni tumeur, ni dureté dans la région hypogastrique, ni dans la fosse iliaque. Le toucher démontre que l'utérus est volumineux, peu mobile, le col fendu et entr'ouvert. Il s'écoule par la vulve un liquide blanchâtre; on ne trouve ni caillots, ni fausses membranes. Il y a quelques nausées, pas de vomissements : il n'y a point eu de selles depuis hier. Affaiblissement assez considérable ; la malade est abattue; pas de chaleur anormale à la peau; le pouls est petit et fréquent (108 pulsations). On prescrit 25 sangsues à l'hypogastre, cataplasme émollient, lavement.

Dans la journée, la malade pâlit beaucoup et est prise de plusieurs syncopes successives; les extrémités se refroidissent, elle expectore avec difficulté des crachats muqueux, abondants. Vers 3 heures, les syncopes se renouvellent à tout instant; elle expire à 4 heures.

A l'autopsie, faite 36 heures après la mort, on trouve une grande quantité de sang liquide et en caillots, qui remplit les flancs et surtout la cavité du bassin. Dans chaque trompe se voyait un petit fœtus, la trompe gauche renfermait un fœtus acéphale.

Le fait essentiel pour nous dans cette observation est l'hémorrhagie utérine qui s'est faite douze jours avant la mort. Comme dans l'observation qui m'est propre, l'écoulement du sang, annoncé, il est vrai, par des douleurs hypogastriques et succédant à un retard de trois mois, a bientôt diminué, et après apparurent les signes d'une hémorrhagie interne lente, mais continue.

A la rapidité près, c'est absolument ce que nous avons observé. Il est à regretter que M. Oulmont n'ait pas signalé, dans sa relation, l'état des ovaires. Mais l'hémorrhagie utérine, survenue dans ces conditions, nous permet de penser que là aussi elle était le résultat du molimen hemor-rhagicum, qui accompagne toujours une éruption des menstrues : car on ne peut vraiment admettre sur les dires de la malade qu'il y ait eu réellement fausse couche, la présence d'un fœtus dans chaque trompe rend cette supposition impossible.

Rien autre chose que les règles ne peut donc expliquer l'écoulement sanguin à la surface d'un utérus vide de toute espèce de production, soit physiologique, soit pathologique et dans des conditions normales d'organisation.

Que si cette apparition tardive des règles ou bien la persistance de cette évacuation pendant la grossesse ne satisfait pas tous les esprits, il n'est nul besoin, pour le fait qui est l'objet de cette communication, de l'invoquer, et cependant nous trouverons encore une explication très-naturelle. Il suffit de rappeler l'influence bien connue de la première époque menstruelle après la fécondation sur l'œuf fécondé. Écoutons Parent Duchâtelet nous dire dans son livre sur la prostitution dans la ville de Paris, chapitre III ;

« J'ai parlé plus haut de l'irrégularité de la
« menstruation chez quelques prostituées et des
» interruptions que présentaient chez elles cette
» évacuation dans une foule de circonstances ; ne

» pourrait-on pas les attribuer à une conception
» et à une véritable grossesse?

» Cette opinion qui a été émise devant moi par
» plusieurs médecins et physiologistes distingués,
» acquiert une très-grande probabilité par les ob-
» servations faites par M. Serres, lorsque les pro-
» stituées étaient soignées dans une des divisions
» de la Pitié. Je transcris ici les réponses que cet
» académicien fit à mes questions; les pertes
» abondantes sont rares chez ces femmes, mais
» les plus jeunes ont souvent des retards dans
» leurs règles, qui se déterminent par l'expulsion
» de ce qu'elles appellent un bondon. Pendant
» deux années, je ne fis pas attention à cette ex-
» pression; mais, ayant dirigé mes recherches sur
» l'embryologie, j'examinai avec soin ces produc-
» tions, et il me fut facile d'y reconnaître tous les
» caractères de l'œuf humain; j'ai pu, dans un
» court espace de temps, en recueillir un grand
» nombre, qui tous étaient sortis à une époque
» qui indiquait une *conception* de *quatre à cinq se-*
» *maines.* »

Ce fait, si bien étudié par M. Serres, l'a été
depuis par plusieurs observateurs. Tout récemment encore, M. Félix Boubaud, dans son Traité
de l'impuissance et de la stérilité, nous en rappelle
l'existence.

Il est donc maintenant avéré que l'avortement

est fréquent vers la quatrième ou vers la cinquième semaine de la grossesse.

Lorsqu'il en est ainsi, les femmes ignorent l'existence de la gestation ou bien croient n'avoir eu qu'un retard. C'est bien en effet à cette apparition des règles, à l'effort de la nature pour accomplir la ponte périodique à laquelle elle est habituée, à l'hémorrhagie qui en est la suite, qu'il faut attribuer l'expulsion du fœtus.

Voilà ce qui se passe fréquemment lorsque l'embryon se développe dans son lieu d'élection; est-il donc impossible que ce molimen hemorrhagicum, que ce travail d'évolution de la vésicule de Graaf, n'ait pas lieu quand l'ovule fécondé s'est greffé en dehors de l'utérus ?

L'autopsie nous a démontré le contraire.

J'ai déjà parlé plus haut du fait de M. Oulmont à propos de la membrane caduque. J'ai dit que M. Oulmont avait trouvé la muqueuse utérine blanchâtre, un peu inégale, comme tomenteuse. Cet état particulier de la muqueuse semblerait infirmer l'idée d'une apparition simultanée des règles. Dans les conditions ordinaires de la menstruation la muqueuse utérine s'est toujours montrée hypertrophiée, vivement injectée; elle est toujours le siége d'une congestion sanguine active; mais ceci se passe dans des conditions normales, alors que la muqueuse recouvre exactement le

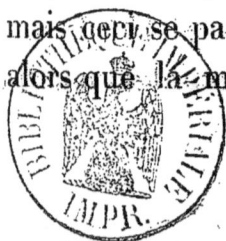

tissu propre de l'utérus auquel elle adhère intimement. Dans le fait précédent, comme dans celui de la femme Sellier, cas dans lequel il n'est pas permis de mettre en doute l'apparition des règles, la muqueuse avait commencé à subir un commencement d'exfoliation, si l'on peut appeler ainsi le travail particulier qui se fait alors : isolée, pour ainsi dire, du tissu utérin, la muqueuse, dans ces conditions, ne peut participer à l'état congestif de tout l'organe ; les vaisseaux qui la nourrissent, allongés, tiraillés, ne lui fournissent plus une quantité aussi considérable de sang, et alors plus d'injection vive, plus de coloration violette.

Dans l'observation qui m'appartient, la membrane muqueuse de l'utérus, complétement détachée de la surface interne de cet organe, ne présentait aucun signe de congestion ; et cependant il ne viendra, je crois, à l'idée de personne de penser que l'hémorrhagie ou plutôt l'écoulement sanguin, qui s'est montré la veille de la mort, n'était pas le résultat de la menstruation.

A ceux-là nous répondrions que l'ovaire gauche renfermait une vésicule de Graaf sur le point de se rompre, que la coïncidence de ce développement, d'une vésicule avec l'éruption des règles, est aujourd'hui un phénomène bien constaté, et enfin que notre fait, loin d'être en désaccord avec la loi trouvée par MM. Négrier, Raciborski et Pouchet, en est au contraire la confirmation la plus palpable.

Telles sont les considérations qui m'ont été inspirées par l'autopsie de la femme Sellier ; partout j'ai trouvé la confirmation des idées émises par les auteurs les plus modernes, MM. Dezeimeris, Cazeaux, etc.; je me suis quelquefois trouvé en opposition avec M. Velpeau, dont je suis loin de contester le talent et la supériorité, mais l'évidence m'a forcé à admettre pleinement la théorie de M. Coste sur la formation de la membrane caduque, fait important qui domine toute l'histoire de la grossesse.

7

OBSERVATION

DE

MORVE FARCINEUSE CHRONIQUE CHEZ L'HOMME.

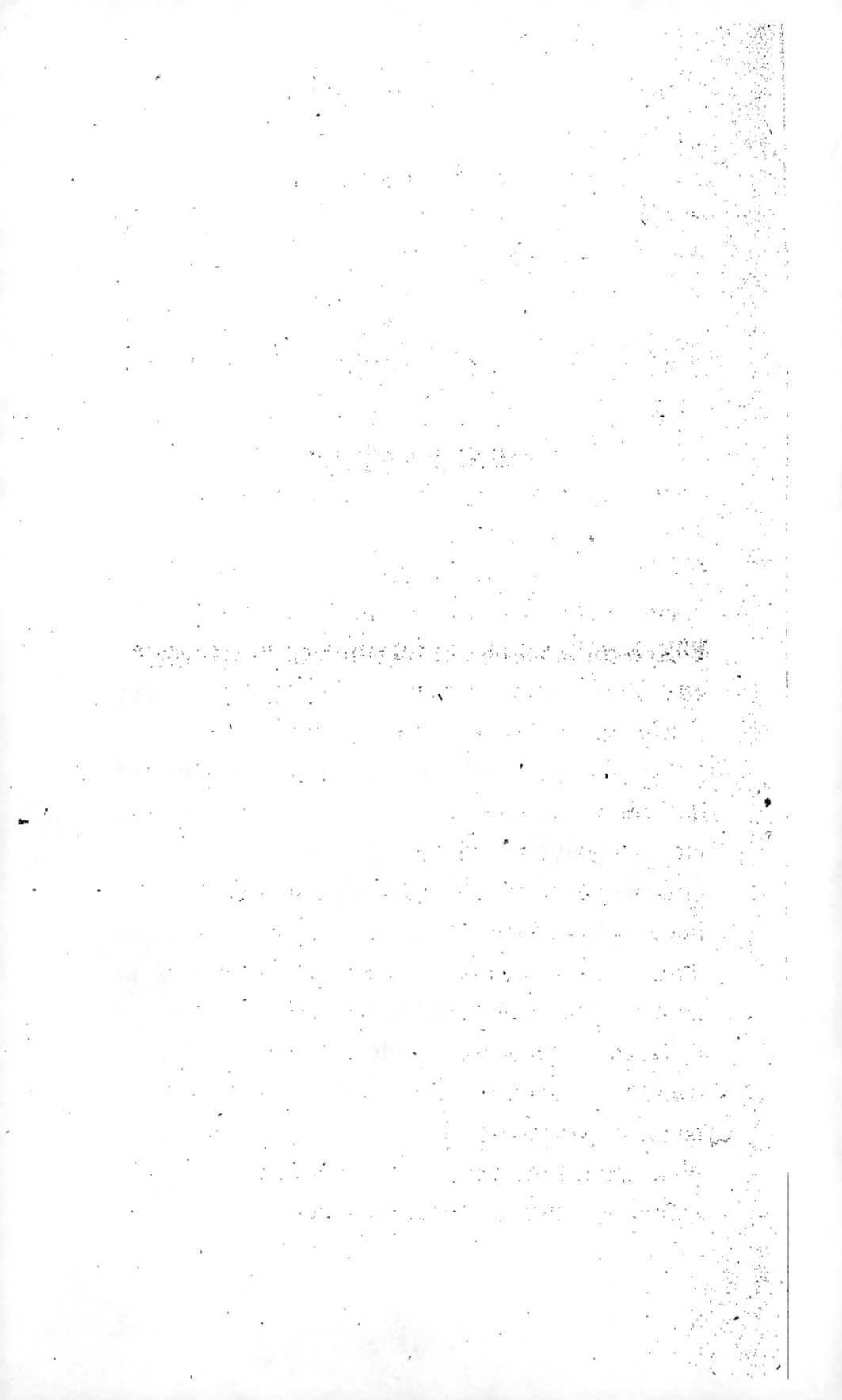

OBSERVATION

DE

MORVE FARCINEUSE CHRONIQUE CHEZ L'HOMME.

SAOUT (François-Marie), né le 13 juin 1831, à Plouënan (Finistère), cultivateur, fut incorporé au 12e régiment de chasseurs le 1er août 1852; il y fut vacciné sans succès le 10 juillet 1853.

Le 24 décembre de la même année, au moment du pansage, ce militaire fut mordu à la région latérale droite du dos par un cheval connu au régiment sous le nom d'*Otton*, et immatriculé sous le numéro 247. Saout n'était en ce moment vêtu que d'une chemise, laquelle resta intacte malgré la morsure qui avait mâché la peau sous-jacente.

La plaie qui en fut la suite força le soldat à réclamer les soins de M. Girard, alors médecin-major du régiment. Il entre à l'infirmerie où sa plaie subit sans aucune espèce de succès l'application de différents topiques simples.

Le 13 avril 1854 le malade est admis à l'Hôtel-
Dieu d'Abbeville, et, dès son entrée, M. le docteur Vésignié, chirurgien en chef de l'Hôtel-Dieu,
à l'obligeance duquel je dois les détails de cette
observation, put constater l'état suivant. A la partie postérieure et latérale droite du thorax, et vers
le milieu de sa hauteur existe une ulcération de
forme irrégulière, à bord dentelés, décollés, épais,
à fond rouge cerise; cette ulcération, de quatre
centimètres de longueur sur deux de largeur, présente l'aspect véritable du phagédénisme. — État
général satisfaisant, appétit soutenu, digestions
régulières.

Le malade déclare être né à la campagne, où il
s'est livré aux travaux des champs jusqu'à son
entrée au service; il affirme n'avoir jamais eu de
mal vénérien.

Cependant la singularité de l'ulcère laissant
craindre que notre militaire n'eût caché quelque
accident syphilitique antérieur, M. Vésignié prescrit des pansements avec le vin aromatique, et des
pilules avec le protoiodure de mercure. Au bout
de peu de temps l'aspect de l'ulcère semble s'a-
méliorer, mais bientôt les choses reprennent leur
marche précédente; la suppuration est très-abondante, et les bords continuent à se ronger. Des
applications d'onguent napolitain, puis de pommade avec l'iodure de plomb, restent sans effet.

Un mieux momentané accompagne les pansements avec des compresses chlorurées qui ne tardent pas à laisser revenir le phagédénisme. Pendant six semaines, la plaie est recouverte de topiques variés; le traitement mercuriel est continué exactement : malgré ces soins l'ulcération n'est pas modifiée.

Vers le commencement de juin, le mercure est remplacé par l'iodure de potassium, dont la dose est successivement élevée jusqu'à six grammes. Cette médication fut maintenue pendant deux mois. Durant ce laps de temps, on applique sur l'ulcère un plumasseau de charpie, trempée dans l'acide acétique. Ce pansement n'a lieu qu'une seule fois. Il en résulte une cautérisation superficielle à surface blanche : l'inflammation qui l'accompagne est calmée par l'eau végéto-minérale jusqu'à détersion de la plaie. Au bout de huit jours ce résultat est obtenu et nous trouvons des chairs vives d'un bon aspect. La cicatrisation s'effectue bientôt à l'une des extrémités de la plaie, mais la destruction augmente de l'autre côté. Après l'eau de Pagliari, après le chlorure de soude, M. Vésignié revient à l'iodure de plomb. L'ulcère se cicatrise enfin, se rouvre superficiellement plusieurs fois, puis se ferme définitivement dans la dernière quinzaine de juillet. La cicatrice est rouge, inégale, et de mauvais aspect.

À l'époque où l'ulcération du dos commençait

à donner l'espoir d'une guérison, il survient des accès de fièvre avec les trois périodes de frisson, chaleur et sueur. Ces accès irréguliers sont néanmoins périodiques; le sulfate de quinine les modifie sans les faire disparaître. Ce n'est qu'après s'être montrés à divers intervalles qu'ils disparaissent graduellement.

Ces accès n'étaient pas passés que Saout accuse une douleur vive, située sur la face moyenne et postérieure de l'avant-bras droit. Le défaut de rougeur, de chaleur, de gonflement, font supposer l'existence d'un rhumatisme, qui est combattu par des frictions avec huile camphrée et teinture de belladone. Du reste, cette douleur est considérée comme un épiphénomène auquel on ne s'arrête pas lorsque, quinze jours après, une douleur semblable occupe le tiers inférieur et externe de la cuisse droite, et bientôt aux endroits douloureux survient une tuméfaction qui semble appartenir au tissu cellulaire sous-cutané. La palpation réveille une vive sensibilité; il n'y a pas de fluctuation. Plusieurs vésicatoires volants sont successivement appliqués à l'avant-bras et à la cuisse : malgré ce puissant moyen, la fluctuation arrive rapidement; les tumeurs se circonscrivent; la peau qui les recouvre est rouge et chaude. La tumeur de l'avant-bras a dix centimètres sur six; celle de la cuisse est beaucoup plus considérable.

On les recouvre de cataplasmes pendant quelques jours; leur volume continue de s'accroître : la tumeur de la cuisse s'élève davantage ; la peau s'amincit. Une incision de trois centimètres à la partie déclive donne issue à une grande quantité de matière rouge, lie de vin, semblable à du chocolat, espèce de mélange de sang et de pus.

En même temps que nous assistions au développement de ces abcès, un symptôme tout particulier se manifestait à diverses reprises. Très-habituellement nous trouvions les avant-bras et la face bleus, cyanosés comme s'il y avait stagnation du sang dans les tissus. D'autres fois, la peau avait sa teinte normale. Et cependant la chaleur subsistait la même dans les deux cas ; le pouls conservait les mêmes caractères de fréquence, de petitesse et de dureté. La température ambiante, pas plus que les autres conditions hygiéniques, n'ont pu nous expliquer cette circonstance [1].

Le malade, qui, avant même l'apparition des abcès, avait eu quelques accès de fièvre sans régularité, ainsi que nous l'avons dit plus haut, qui jusqu'alors avait eu de l'appétit et des digestions régulières, commençait à maigrir; le pouls était fréquent; il y avait de temps en temps des sueurs

[1] Ce symptôme n'est signalé nulle part ; s'il était constant, ce serait un signe véritablement pathognomonique de la diathèse farcineuse

nocturnes abondantes; en même temps aussi la peau prenait une teinte terreuse.

Dès l'apparition de ces tumeurs, qui s'étaient montrées d'une façon si singulière, et qui en peu de temps avaient offert de la fluctuation, nous soupçonnions l'existence d'une diathèse farcineuse; un peu plus tard nous observions des crachats muqueux, glutineux, sales, provenant de l'arrière-bouche. Bien qu'il existât un peu de toux, l'auscultation, pratiquée à diverses reprises par M. Vésignié et par moi, ne fournissait aucun signe anormal. Il n'existait pas, non plus que par la suite, de gonflement des ganglions sous-maxillaires, ni de ceux d'autres régions.

L'abcès de la cuisse, pendant très-longtemps, continua à donner de la sanie rougeâtre; plus tard ce fut un pus grisâtre mal lié. La collection purulente de l'avant-bras n'avait pas été ouverte; elle fut résorbée tout entière, mais graduellement. Au fur et à mesure que se faisait cette résorption, survinrent des douleurs, toujours très-vives, en différents endroits, et entre autres, à la malléole externe de la jambe droite; à la face dorsale du même pied; à la tempe droite vers l'angle externe de l'œil; à l'avant-bras gauche, à la plante du pied gauche; puis un peu plus tard, à la face postérieure du bras gauche, à la jambe du même côté.

Ainsi qu'on devait s'y attendre, chacun de ces points douloureux devint rapidement le siége d'un abcès. Ces abcès ne furent pas incisés pour éviter une trop grande déperdition de forces; toutefois, ceux de la tempe, de l'avant-bras, de la plante du pied gauche, s'ouvrirent spontanément, mais donnèrent du pus blanc jaunâtre, qui bientôt présenta la teinte grise. Chaque ouverture s'agrandit successivement. Leurs bords, déchiquetés, frangés, se détruisaient petit à petit par le sphacèle de quelques minimes portions de la peau.

La face dorsale du pied droit, qui était le siége d'une collection purulente, ne tarda pas à se couvrir d'une large plaque gangréneuse, qui occupait toute l'étendue de l'abcès.

Au milieu de cette décomposition générale, les forces diminuaient rapidement. Saout rendait une grande quantité de mucosités visqueuses par la bouche. Ces mucosités étaient tantôt incolores, tantôt striées de sang, tantôt renfermaient de petits grumeaux blancs. La fièvre colliquative était prononcée : sueurs abondantes la nuit, mais irrégulières, diarrhée habituelle. La peau présentait cette couleur terreuse plombée des cachectiques. En un mot, la destruction marchait à grands pas, et cependant, des phénomènes nouveaux se dessinaient. Nous étions alors au 15 novembre. C'est à ce moment qu'apparut un gonflement douloureux, occupant la muqueuse palatine contre l'arcade dentaire. Ce gonflement acquit rapidement un volume considérable, jusqu'à descendre au niveau de l'extrémité libre des dents de la mâchoire supérieure. Il était d'une consistance dure, rude et comme fibreuse, et s'étendait en arrière jusqu'au voile du palais, où il se terminait insensiblement. Ce volume gênait énormément le malade, qui pouvait à peine prendre quelques liquides.

La tuméfaction du palais, qui avait mis de huit à dix jours à se développer, resta stationnaire environ une semaine, puis diminua spontanément, laissant en son lieu et place une plaque gangréneuse de son étendue, qui finit par ébranler les dents, surtout les incisives du côté droit, siége premier de la tumeur.

Le retrait de cette tumeur s'effectuant, la totalité du nez augmentait de volume et se teintait d'une couleur lie de vin. En peu de jours les narines furent obstruées; le malade ne pouvait plus respirer par les fosses nasales sans faire entendre un sifflement considérable. Les mucosités abondantes sécrétées par la muqueuse nasale, se faisaient quelquefois issue par le nez, et constituaient une sorte de jetage. Puis, l'aile droite du nez devint noire à sa partie centrale, et pendant les quelques jours que le malade vécut encore, la tache noire se caractérisa davantage, s'agrandit, et toute la partie droite du nez fut sphacélée.

Disons aussi que la gangrène avait envahi l'ulcération de la tempe droite, et que quelques pustules
gangréneuses s'étaient montrées à cette époque
en divers points, entre autres à la jambe gauche
(face externe), à la face antérieure de la cuisse du
même côté.

Enfin, Saout, épuisé par une fièvre continue,
par des sueurs abondantes et répétées, par une
diarrhée fréquente, par des douleurs de toute espèce, pouvant à peine avaler, ne respirant qu'imparfaitement, mourut le 14 décembre 1854.

A l'exception de la guérison de aplaie du dos,
guérison obtenue comme il a été dit ci-dessus, la
médication, variée sous toutes les formes, a été
sans effet sur la marche de l'affection.

Dans les premiers temps, et alors que l'ulcère
du dos présentait un aspect franchement phagédénique, on prescrivit le protoiodure de mercure
associé à la tisane sudorifique. A cette médication
continuée six semaines sans succès, fut substitué
l'iodure de potassium jusqu'à six grammes par
jour. L'usage de ce médicament, prolongé pendant
deux mois, n'avait pas amené non plus de résultat : c'est alors que les chlorures, le goudron, le
camphre, la limonade acétique, successivement
employés, ont tour à tour échoué. — Les applications topiques sur les abcès non-ouverts, furent

faites avec des compresses trempées dans du vi-
naigre pur et chaud, de l'eau hémostatique de Pagliari, de l'eau chlorurée. La pommade d'iodure
de plomb était réservée pour les ulcères, qui, plus
tard, furent habituellement pansés avec de la pou-
dre de quinquina camphré ou du vin aromatique.

Je n'ajouterai pas que le régime alimentaire du
malade était aussi substantiel que possible, et qu'il
avait du vin à chaque repas.

Le 15 décembre, je fis l'autopsie en présence
de MM. Vésignié, chirurgien en chef de l'Hôtel-
Dieu, Dubois, médecin en chef du même hôpital, et Bréant, médecin-major du 12e chasseurs.

HABITUDE EXTÉRIEURE : Amaigrissement considérable, peau terreuse, plombée.—Divers ulcères,
presque tous d'aspect gangréneux, se montrent de
tous côtés.

Nous en retrouvons, à la face externe de la
cuisse droite; au côté externe de la jambe droite,
une large ulcération, aussi gangréneuse, recouvre
la face dorsale du pied droit; un empâtement dif-
fus se remarque à la plante du même pied.

Les deux avant-bras, la jambe gauche, sont aussi
le siége d'ulcérations semblables.

Des pustules noires, livides, se montrent au côté
externe de la cuisse gauche, ainsi qu'à la face
externe de la jambe du même côté.

Une tumeur, du volume d'un œuf de poule, fait saillie au-dessus de l'articulation du coude gauche.

La main gauche laisse voir un abcès nouvellement ouvert dans les muscles de l'éminence hypothénar.

A la partie latérale droite du thorax, à la hauteur des 5e, 6e et 7e côtes, existe une cicatrice violette, difforme, irradiée en divers sens.

Une plaque noire, d'aspect gangréneux, étendue depuis l'angle externe de l'œil jusqu'au bord libre de la narine, occupe tout le côté droit du nez. La peau du pourtour présente une injection brunâtre. Une croûte noirâtre plus épaisse, située au-dessus du sourcil, recouvre l'abcès de la tempe.

Nous constaterons en même temps un élargissement considérable du nez et une bouffissure particulière de tout ce côté de la face. — Les yeux sont intacts. —

Nous ferons remarquer que, malgré l'existence de divers points gangréneux, et bien que la température ne fût pas abaissée, le cadavre n'exhalait pas cette odeur gangréneuse caractéristique.

Les organes génitaux n'ont rien présenté d'anormal.

FOSSES NASALES : La muqueuse est hypertrophiée au point qu'on distingue à peine les méats.

Elle est boursoufflée, violette, recouverte de mucus
purulent, sanieux. Une injection violette l'occupe
dans toute son étendue. Çà et là apparaissent
comme de petites pustules blanches, assez dures,
difficiles à inciser; en d'autres endroits des plaques noires annoncent un commencement de ramollissement. Du côté droit, une large ulcération
a mis à nu l'os maxillaire, depuis le cornet inférieur jusqu'au plancher des fosses nasales. L'os
est rugueux, chagriné. Du côté gauche, une ulcération semblable a dénudé le plancher, où nous
retrouvons la même surface rugueuse, chagrinée,
mais là aussi sans perforation. La cloison est intacte; sa muqueuse est seulement hypertrophiée
comme le reste de la membrane de Schneider, et
comme elle, couverte de plusieurs plaques noires.

Les sinus frontaux, qui ont été les seuls ouverts, n'ont rien présenté.

PHARYNX : Au milieu de la face supérieure du
voile du palais, au-dessus de la luette, une ulcération, large comme une pièce de cinquante centimes, à grand diamètre vertical, a emporté toute
la muqueuse.

Au pourtour et de chaque côté, cette membrane offre l'aspect normal.

CAVITÉ BUCCALE : Cette cavité est occupée toute
entière par la langue épaissie et sèche; une plaque
gangréneuse, de la grandeur d'une pièce de cinq

francs, tapisse la moitié droite de la voûte palatine, depuis les incisives jusqu'au voile du palais.
Adhérente à peine avec l'os, il est facile de l'en
détacher et de trouver l'apophyse palatine dénu-
dée et comme cariée. Les dents incisives cèdent à
la moindre traction.

Larynx : Siége d'une injection modérée, le larynx renferme un mucus sanieux, abondant, qui
après le lavage nous permet de découvrir, au-dessus des cordes vocales gauches, une plaque noirâtre où la muqueuse amincie a déjà subi un commencement de travail ulcéreux. Cette plaque est
de l'étendue d'une pièce de vingt centimes.

L'épiglotte ainsi que les replis arythéno-épiglot-
tiques, comme les ventricules du larynx, ne nous
ont rien offert qui doive être noté.

Les cartilages du larynx, ceux de la trachée,
n'avaient subi aucune déformation.

Cavité thoracique : Le poumon droit, dans
toute sa périphérie, est retenu par des adhérences
assez lâches et faciles à déchirer. Il en est de
même du poumon gauche, qui est intimement uni
avec la plèvre diaphragmatique. La base de ce
poumon est le siége d'une coloration noire qui
rappelle l'apoplexie pulmonaire. Dans le reste du
parenchyme on trouve deux noyaux durs de pneumonie lobulaire. A l'entour, le tissu pulmonaire
est sain et parfaitement crépitant. Le poumon

droit renferme aussi quelques noyaux semblables.

Nulle part nous n'avons vu de tubercules.

Les ganglions bronchiques avaient leur volume et leur aspect habituels.

Le cœur offrait le volume normal; seulement, environ cent grammes de sérosité limpide étaient contenus dans le péricarde.

CAVITÉ ABDOMINALE : L'estomac ainsi que le reste du tube digestif sont parfaitement sains; quelques arborisations seulement se montrent çà et là sur l'iléon.

Le foie décoloré, anémié, n'est pas hypertrophié et ne renferme rien d'anormal. Il en est de même de la rate, des reins. La vessie ouverte contenait seulement un peu d'urine.

Les ganglions mésentériques ne différaient en rien de leur volume ordinaire.

CAVITÉ CRANIENNE : Le cerveau a sa fermeté et sa coloration normales. Il n'y a pas de sérosité dans la cavité arachnoïdienne.

Les ganglions du cou, des aînes, des aisselles ont aussi leur forme et leur volume habituels.

L'abcès du bras gauche ouvert a laissé échapper un pus crémeux de bon aspect.

Il était facile de déchirer les muscles que la traction du doigt écrase facilement. Leur couleur, d'un rouge plus foncé qu'à l'état normal, tire un peu sur le brun.

Le soldat Saout était peu intelligent et n'a pu nous donner que des détails fort obscurs sur sa famille et ses propres antécédents. Avant son entrée au service, il avait habité la campagne et se livrait aux travaux agricoles. Il conduisait habituellement des chevaux; jamais, a-t-il assuré, il n'avait soigné de chevaux malades. Il s'était, du reste, toujours très-bien porté. Des détails qu'il nous a fournis sur sa famille, nous avons cru comprendre que son père avait succombé aux suites d'une maladie du genou, qui probablement était une tumeur blanche. Ses autres parents étaient bien portants.

Dans son service au régiment il faisait ce que font les autres cavaliers, rien de plus, rien de moins.

Il montait ses gardes d'écurie à son tour seulement.

Enfin, Saout a toujours fait partie, pendant son état de santé, du 2ᵉ escadron. Ce ne fut que pendant son séjour à l'hôpital qu'il avait été reporté dans le 6ᵉ escadron.

Le 9 novembre 1854, un cheval parfaitement sain fut amené à l'Hôtel-Dieu. Là, par les soins de MM. Bouin, vétérinaire en chef du 12ᵉ chasseurs, et Despretz, vétérinaire du dépôt impérial d'étalons d'Abbeville, une double inoculation lui fut pratiquée : la première, sur l'un des naseaux en dehors, avec du pus extrait de l'abcès de la région oculo-temporale; la seconde, à l'aisselle droite, avec des lambeaux sphacélés provenant de la face dorsale du pied.

Le cinquième jour après ces inoculations, on constate, à partir de chaque piqûre, une traînée ganglionnaire qui augmente pendant quelques jours et diminue ensuite. Celle de la région maxillaire disparaît complétement ; la résolution de celle de l'aisselle n'est qu'imparfaite et peut encore être constatée sur une longueur de quatre centimètres le 7 décembre, jour où nous tentons de nouvelles inoculations.

M. Despretz met à vif, à l'ouverture du naseau droit du même animal, la membrane muqueuse dans l'étendue d'un centimètre, en la disséquant en lambeau, puis dépose sur la surface saignante du pus fétide pris dans un abcès ouvert extemporanément (c'était l'abcès de l'éminence hypothénar gauche). Le lambeau est ensuite abattu et remis au contact. Puis un bourdonnet de charpie, imbibé des mucosités dont le crachoir du malade est abondamment pourvu, est introduit dans la fosse nasale du côté gauche et retenu en place par l'occlusion du naseau à l'aide de trois points de suture entortillée.

Quinze jours après, l'animal ne présentait aucun signe morbide ; il fut alors abattu par ordre supérieur.

A la lecture de cette observation, on se demande

naturellement à quelle espèce de diathèse appar-
tiennent les phénomènes nombreux que nous
avons rapportés. Pour nous il nous est impossible
de nous expliquer autrement que par l'empoisonnement farcineux cette succession infinie de phénomènes si variés, cette liaison intime entre les
lésions des fosses nasales et celles du tissu cellulaire sous-cutané.

D'ailleurs, si nous jetons un rapide coup-d'œil
sur les diathèses qui ont de près ou de loin quelque analogie avec ce que nous avons étudié (diathèses syphilitique, scrofuleuse, purulente), nous
verrons bientôt que ces états pathologiques ne
nous suffiront pas pour expliquer la relation dont
nous parlions tout-à-l'heure.

La SYPHILIS est sans contredit l'affection qui a
le plus de rapport avec le farcin chronique;
comme dans ce dernier cas nous retrouvons des
douleurs vives, des tumeurs diverses, des ulcérations de toute sorte, souvent des ulcérations pha-
gédéniques comme celle qui marqua le début de
la maladie chez notre sujet.

Dans la syphilis nous rencontrons aussi des lésions du côté du système osseux, lésions qui af-
fectent souvent les os du nez. Mais ces différents
symptômes, bien que communs aux deux diathèses, ne s'y montrent pas de la même façon.
Ainsi les douleurs ostéocopes de la vérole aug-

mentent d'acuité pendant la nuit ; elles se font sentir le long des os et non pas dans les muscles ou le tissu cellulaire.

Les tumeurs gommeuses diffèrent du tout au tout des tumeurs farcineuses ; celles-ci sont très-rapidement fluctuantes et renferment du pus plus ou moins homogène : les premières, au contraire, ou bien se transforment en exostoses, ou bien se ramollissent lentement et laissent échapper une matière qui par son aspect diffère totalement du pus. Les abcès farcineux laissent presque toujours après eux des ulcérations à bords déchiquetés, décollés, fournissant un pus abondant et mal élaboré, bien différentes des ulcérations syphilitiques, qui ne débutent pas par un abcès et dont les bords durs, taillés à pic, sont tout-à-fait caractéristiques.

Il nous serait assez difficile d'établir une différence bien tranchée entre l'ulcère syphilitique serpigineux et l'ulcération que nous avons déjà signalée. Ce n'est, je crois, que le traitement interne et puis les symptômes consécutifs qui peuvent servir à fixer l'opinion du médecin : c'est du moins ainsi que nous avons été conduits à reconnaître un ulcère farcineux chez notre malade.

Les ulcérations secondaires de la syphilis, qui envahissent d'habitude les piliers et le voile du palais, quelquefois le larynx, sont reconnaissables aussi à ce qu'elles sont facilement modifiées par les spécifiques.

Quant à la carie des os du nez, que l'on retrouve encore, avons-nous dit, dans la vérole, c'est là un phénomène rare, qui, presque toujours, a été précédé des symptômes secondaires, tels que pustules diverses du côté de la peau ou des muqueuses, pustules dont les caractères sont bien dessinés. La carie syphilitique n'est pas, d'ailleurs, le résultat d'une ulcération de la muqueuse, mais elle apparaît d'emblée et s'accompagne alors de l'élimination de divers petits fragments osseux. Cette sorte de carie envahit le plus généralement les os propres du nez.

Or, ce n'est pas là ce que nous a présenté Saout, bien que l'un des médecins présents à l'autopsie cherchât à rapporter à la vérole la cause première de tous les désordres que nous avions sous les yeux.

D'ailleurs, qu'on se le rappelle, à l'entrée du malade à l'Hôtel-Dieu, un traitement mercuriel fut institué. Ce traitement dura six semaines ; à cette époque, il fut remplacé par l'iodure de potassium, continué pendant deux mois. C'est bien là, je pense, un traitement antisyphilitique. Eh bien ! malgré trois mois et demi de ce traitement, la prétendue vérole n'était nullement modifiée. Ce n'est pas là le signe différentiel le moins im-

portant que celui que l'on peut tirer du traitement, entre deux maladies, dont l'une est si rapidement modifiée par les agens spécifiques, et dont
l'autre est encore, jusqu'à ce jour, réfractaire à
tous nos moyens d'action.

La diathèse SCROFULEUSE, par quelques-unes de
ses manifestations, se rapproche du farcin.

Nous ne nous occuperons pas à rechercher la
différence de l'engorgement ganglionnaire de la
scrofule et le glandage de la morve. Outre que
notre malade ne nous a pas offert ce symptôme,
nous pensons que l'engorgement des ganglions
n'est pas un phénomène habituel de la morve chez
l'homme.

Les abcès qui se montrent dans les deux affections, ont dans la scrofule des signes qui ne peuvent induire en erreur. Que ces abcès soient consécutifs à des tubercules cutanés, cas dans lequel
la peau commence à rougir dès l'apparition du
tubercule, ou bien qu'ils soient symptomatiques
d'une maladie des os, vous les verrez toujours se
développer très-lentement et contenir un pus très
clair et mal lié. Les collections farcineuses se forment rapidement au contraire; ils se montrent
partout et fournissent un pus louable ou bien un
pus mêlé de sang, ainsi que Saout nous en a donné
un exemple.

Dans l'un comme dans l'autre cas, on peut trouver

des altérations des fosses nasales, des ulcérations, des caries. Chez les scrofuleux, de tels désordres sont précédés par les autres symptômes, tels que engorgements des ganglions cervicaux, ophtalmies rebelles, reniflement habituel, épistaxis répétées. Chez eux la physionomie a une expression toute particulière due au gonflement du nez; la peau est blafarde, la mâchoire inférieure carrée, etc. La carie, dans ce cas, est souvent accompagnée de la formation de divers abcès qui restent souvent fistuleux. Aucun de ces signes n'a pu être constaté chez notre militaire, dont la constitution, à son entrée à l'hôpital, était bonne, et qui, à cette époque, n'avait jamais eu aucun des accidents que nous venons d'énumérer.

Trouverons-nous une explication plus facile dans la DIATHÈSE PURULENTE? Mais les abcès métastatiques occupent d'habitude les organes parenchymateux; ils se forment sous l'influence d'une affection aiguë, fébrile, accompagnée dès l'origine de symptômes très-graves, et puis leur marche est plus rapide que les abcès farcineux; on ne les voit pas comme ces derniers, précéder des ulcères ou des fistules intarissables. D'ailleurs, dans l'infection purulente, la mort arrive bientôt; elle est plus tardive dans le farcin chronique. « Un très-bon ca-
» ractère, dit M. Tardieu, dans son excellente
» thèse, est tiré des propriétés non virulentes

» fournies par les abcès multiples non spécifiques. »
Il servirait aussi pour les abcès scrofuleux.
« En effet, celui qui provient des tumeurs farci-
» neuses peut presque toujours, lorsqu'il est ino-
» culé, reproduire la morve ou le farcin. Cepen-
» dant ce caractère n'est pas aussi absolu qu'on
» pourrait le croire, car il n'est pas constant.
» L'inoculation du pus farcineux peut être sans
» résultat; l'expérience ne doit donc être regar-
» dée comme décisive que pour l'affirmative. »
Tel est le cas dans lequel nous nous sommes trouvés. Des abcès développés avec tous les caractères
que l'on accorde aux abcès farcineux, ont fourni
un pus dont l'inoculation n'a été suivie ni de
morve ni de farcin. Nous retrouverons au reste
une autre relation de farcin très-évident où l'inoculation fut négative.

Parlerons-nous de l'ozène simple? Dans notre
cas particulier, il aurait été de toute impossibilité
de confondre les désordres locaux de l'ozène avec
les nombreuses manifestations qui se montraient
sur toute la surface du corps. Cette question ne
doit pas nous arrêter plus longtemps.

Nous venons d'examiner rapidement les trois
diathèses qui se rapprochent le plus de la diathèse
farcineuse : de cet examen il résulte pour nous
une dissemblance complète avec ce que nous avons
observé. Voyons donc si notre observation offre

quelque analogie avec les nombreux cas de farcin
déjà publiés.

Nous n'avons pas l'intention de passer en revue
toutes les relations de farcin et de morve chroniques, et de comparer chacune avec la nôtre ; nous
prendrons seulement les observations les plus com-
plètes, celles où l'autopsie a confirmé le diagnostic, celles enfin où le doute n'est pas possible.

Première observation. — Guignedor, depuis la fin de 1836,
soignait un cheval atteint de morve chronique. En septembre
1837, une piqûre au doigt médius de la main droite, faite avec
un brin de paille, est suivie d'angéioleucite, de panaris, d'une
série d'abcès. La suppuration, les souffrances avaient amené
un amaigrissement considérable, malgré un traitement tonique bien dirigé. Deux tumeurs du bras et de l'avant-bras exis-
tant depuis longtemps et persistant malgré toute espèce de
soins, disparaissent le 4 janvier 1838, et le même jour survient une tuméfaction qui, lente dans sa marche, n'offrit une
fluctuation bien évidente qu'à la fin de mars. L'état général
s'était ressenti de cette métastase bien évidente. L'incision de
cette tumeur donna issue à du sang pur, d'abord presque ver-
meil, mais bientôt après livide, épais et ayant en quelque
sorte une consistance sirupeuse, mêlé de quelques caillots
sans pus. Pendant quelques pansements, il s'écoule encore un
peu de sang noir. Entré à l'Hôtel-Dieu de Paris, le 4 mai 1838,
on lui incise largement ce foyer, qui est situé sous l'aponévrose. Ce jour-là, douleur très-vive à la partie moyenne et antérieure de la cuisse gauche : inflammation dans ce point ; incision le 30 juin ; picotement violent au-dessus du genou du
même côté; tuméfaction en cet endroit; incision le 7 juillet. Tout
allait bien, les incisions se cicatrisaient, lorsque le 15 juillet,
à la malléole externe du pied gauche, survint un gonflement
considérable avec douleur très-vive. En même temps de la

toux, des sueurs nocturnes, une diarrhée colliquative intense s'emparèrent de ce malheureux. On l'engagea à quitter l'hôpital. Sur ces entrefaites, un abcès s'était formé au-dessus de l'articulation huméro-cubitale droite ; il fut suivi d'une large ulcération fournissant une suppuration abondante. Guignedor rentre chez lui le 21 août. Le 21, gonflement de la paupière supérieure droite, tache noire d'aspect gangréneux ; écoulement par les fosses nasales ; pustules violacées, délire, prostration considérable ; mort le 6 septembre. Le malade a eu en tout 10 tumeurs dont trois ont disparu ; les sept autres ont donné les unes du pus, d'autres du sang.

Autopsie. — Dans la région syncipitale droite, os érodé en plusieurs points, marbré, d'une teinte rougeâtre, infiltré de pus ; pustules nombreuses dans les fosses nasales ; plusieurs noyaux de pneumonie lobulaire ; tissu pulmonaire sain, d'ailleurs. Le foi, les reins, la vessie à l'état normal ; rate diffluente.

(*M. Deville, Revue Médicale française et étrangère,* 1841.)

DEUXIÈME OBSERVATION. — Georges Thuillier, ancien militaire, a eu des chancres. En 1837, il fut pris d'une fièvre intermittente guérie en quinze jours par le sulfate de quinine. Il soignait alors six chevaux bien portants ; il ne couchait pas à l'écurie. En 1841 il donnait ses soins à huit chevaux malades, glandés, jetant abondamment, il leur lavait les naseaux cinq à six fois par jour, mais ne couchait pas à l'écurie. Pas de plaies, pas d'écorchures. Contusion à la jambe gauche, contre l'extrémité ferrée d'un trait : pas d'écorchure, pas de trace de contusion. Un mois plus tard, accès de fièvre tierce ; succès du sulfate de quinine. Douleur sourde à l'endroit contus. Abcès phlegmoneux au même point, incision, guérison au bout de douze jours. Tumeur à l'extrémité sternale de la clavicule droite, frictions mercurielles, emplâtre de Vigo. Disparition de la tumeur. Sortie de l'hôpital. Faiblesse considérable, dévoiement fétide, frissons tous les deux ou trois jours. 12 juillet, tumeur bientôt douloureuse à l'avant-bras droit ; douleurs légères à l'articulation tibio-tarsienne droite. Quelques jours plus tard, douleur au-dessus du genou du même côté, puis tu-

meur qui disparut pour être remplacée par un cinquième abcès à la partie antérieure et moyenne de la cuisse gauche. Peau
jaune, visage allongé, chairs molles, amaigrissement considérable, douleurs de tête, pesanteurs, pas de coryza ni d'épistaxis, odorat conservé, ventre souple et indolent, respiration
rude, inspiration plus bruyante qu'à l'état normal. Pouls fort,
dépressible, fréquent (100), peau chaude, sèche, quelquefois
couverte de sueurs, ulcération fistuleuse à la région sternale,
frissons légers puis intenses. Nouvelles douleurs dans le mollet droit, 17 octobre. Le lendemain une tumeur dure, très-
sensible au même endroit. Nausées continuelles, selles liquides. Douleurs le long du tibia gauche, apparition de deux
cordons rouges et douloureux. Érysipèle gangréneux envahissant le côté gauche de la face. Mort le 15 octobre.

Autopsie. — Muqueuse nasale épaissie, fongueuse, couverte
d'ulcérations, de pustules. Dans le méat moyen du côté gauche,
l'os est mis à nu. Membrane muqueuse du larynx détruite
sur les cordes vocales inférieures. Poumon gauche engoué, poumon droit hépatisé et dur dans son lobe inférieur, foie hypertrophié, rate ferme, double de son volume normal. A la face
interne du tibia gauche, périoste décollé, os rugueux.

Un vieux cheval, inoculé avec le pus de l'abcès de l'avant-
bras, a succombé sans avoir éprouvé les phénomènes de l'intoxication. Malheureusement un jeune élève en médecine,
M. Rocher, qui avait prodigué ses soins au malade, mourut
quelques jours après lui de morve aiguë.

(*L'Hommeau et Rocher, Gazette des Hôpitaux*, 1841.)

TROISIÈME OBSERVATION. — Émile Levasseur, garçon maré-
chal, soignait un cheval porteur de plusieurs abcès. Le 25 décembre 1850, douleurs vives dans les articulations des pieds.
Tumeurs en haut de la jambe droite, au-devant du tibia, dans
le mollet gauche, au bras droit, aux bras et avant-bras gauche. Fièvre, dévoiement très-fort. Entrée à la Charité le 28 décembre 1840. Les tumeurs sont très-douloureuses, diarrhée
très-abondante. Le malade ne souffre pas dans les fosses nasales, ne mouche pas de sang; il n'en a jamais craché. Respiration rude sous la clavicule droite. Régime tonique. Traite-

ment mercuriel. Nouvel abcès au-dessus du genou gauche. Le pus des abcès est mal lié, d'une consistance gommeuse. Le malade, à peu près guéri, sort de l'hôpital en mars 1841. Il rentre le 4 mai, maigre, débile, chauve, présentant de plus deux nouveaux abcès ouverts ; les anciennes cicatrices sont décollées, offrant des trajets fistuleux ; une sérosité sanieuse en découle. Abcès considérable dans la cuisse et dans l'articulation tibio-tarsienne gauche. L'articulation du poignet droit présente de nombreuses fistules. Régime tonique. Pas de douleurs dans les fosses nasales. Peu de jetage, pas de fétidité de l'haleine. Peau sèche, terreuse. Mort dans le dernier degré du marasme, le 5 mars 1842.

Nécropsie. — Perforation de la cloison. Ulcérations ayant mis l'os à nu. Membrane de Schneider épaisse, ramollie. Sur la voûte palatine, large plaque ulcérée. Dans les poumons de petites plaques d'un jaune mat, isolées et non entourées d'une auréole inflammatoire, de véritables abcès métastatiques avec ecchymose au milieu du tissu pulmonaire resté sain. Foie gras. Reins hypertrophiés. Rate volumineuse.

(*Tardieu ; Archives de Médecine,* 1841.)

QUATRIÈME OBSERVATION. — Martin Jean-Baptiste, non vérolé, se trouve en contact, à Alfort, pendant deux ans, avec des chevaux morveux. Il ne couchait pas à l'écurie. En 1837, étant à Alfort, douleur profonde, persistante à la gorge. Il se plaignait d'étrangler et crachait beaucoup, était très-enchifrené et mouchait du sang. En 1840, il entre à l'Hôtel-Dieu, puis à l'Hôtel-Dieu annexe, où il est traité pour une prétendue angine syphilitique. Ses jambes étaient enflées. Après diverses pérégrinations, il subit de nouveau le contact de chevaux morveux. Il entre le 20 juillet 1841 à la Charité, pour un abcès sur le dos du pied gauche. On découvre une large ulcération à la voûte palatine. Constitution affaiblie : voix nasonnée, pénible, enchiffrénement continuel sans douleur du côté du nez. Il mouche beaucoup ; ses crachats, qui viennent en grande partie des fosses nasales, sont épais, sales, tachés de sang quelquefois. Traitement mercuriel. Apparence de cicatrisation. Réapparition du mal. Insuccès. Diminution des forces ; peau sèche, terreuse. Pas de dévoiement. Médication tonique. Morve aiguë, 6 novembre. Mort cinq jours après.

Autopsie. — Signes de morve aiguë dans les fosses nasales. Portion palatine de l'os maxillaire altérée ; substance compacte, érodée, rugueuse, percée de trous et comme ulcérée elle-même. Tissu osseux ramolli, noirâtre, comme infiltré de sang. La trachée est le siége d'anciennes altérations. Raccourcie, déformée par de nombreuses brides, elle porte la trace d'ulcérations cicatrisées. L'abcès du pied est entièrement cicatrisé.

(*Tardieu, Archives de Médecine, décembre* 1841.)

CINQUIÈME OBSERVATION. — M. Sédillot rapporte qu'en mars 1845, un homme, qui avait soigné plusieurs chevaux malades et monté un cheval farcineux, fut atteint de malaise, d'abattement, de fièvre ; puis éprouva un mieux-être réel. En octobre 1845 des fièvres d'accès apparaissent pour faire place une seconde fois à un véritable état de santé. Mais en juin 1846, cet homme est obligé d'entrer à l'hôpital pour fièvre intermittente et abcès à la cuisse. Cet abcès est bientôt suivi de plusieurs autres, dont la nature farcineuse est démontrée par l'inoculation à trois chevaux qui moururent morveux. Des ulcérations envahissent la plaie des abcès : affaiblissement extrême, amaigrissement, face terreuse, altérée ; pouls fréquent. L'homme est emporté par une désorganisation lente, au bout d'un an de souffrances, en juillet 1847.

(*Académie des sciences, séance du* 11 *octobre* 1847.)

Les cinq observations que nous venons de résumer sont bien évidemment des observations de farcin et de morve chroniques; nous ne chercherons point à le démontrer. Elles renferment un exposé complet de tous les phénomènes que peut présenter l'une ou l'autre forme de l'empoisonnement farcineux; c'est une description beaucoup plus claire, que nous n'aurions pu le faire, de la marche et des incidents de cette curieuse affection. Pour nous, elles sont encore précieuses à un autre point de vue, celui de leur similitude avec les moindres détails de la maladie de Saout.

En effet, pour peu que nous recherchions les points de contact, nous trouvons chez tous les malades nommés plus haut, ainsi que chez notre militaire, des douleurs vives, rhumatoïdes, qui se sont montrées dès le début. Ce symptôme avait été déjà signalé comme appartenant à la morve aiguë, par M. Rayer, dans sa belle Monographie. Il est relaté aussi dans une observation plus récente, celle dont MM. Richard et Foucher ont donné la description dans les Archives de Médecine, décembre 1851. Chez tous aussi, excepté chez Martin (OBSERV. IV), où ce symptôme fut moins marqué, des abcès nombreux éclatent de tous côtés, puis sont remplacés par des ulcères rebelles à tout traitement. C'est identiquement ce que nous avons décrit chez Saout. Ces abcès ont toujours été précédés de douleurs très-aiguës à l'endroit de leur apparition, et ont présenté rapidement de la fluctuation. Ils renfermaient tantôt du pus, tantôt un mélange de sang et de pus. Nous retrouvons encore ces mêmes caractères pour notre chasseur.

Dans deux observations (celles de MM. Lhommeau et Rocher, et celle de M. Sédillot), des accès de fièvre intermittente se manifestèrent avant l'apparition des tumeurs ; la seule différence que nous trouvions avec le phénomène fébrile que nous avons constaté, c'est que dans les deux cas ci-dessus le sulfate de quinine a triomphé de ces accès périodiques, tandis que pour nous le sulfate de quinine ne nous a réussi qu'imparfaitement.

Dans tous les cas, des sueurs abondantes, de la diarrhée, précèdent le marasme ; comme pour Saout, cet état est annoncé par un état fébrile continu, par une peau jaune, terreuse, sèche ; presque toujours l'appétit s'est maintenu assez longtemps.

Quelques phénomènes particuliers qui ne se sont pas montrés dans tous les cas que nous avons pu étudier, complètent encore l'analogie.

Ainsi, Guignedor (OBSERV. I) quelques jours avant sa mort, voit une plaque gangréneuse se développer sur la face. Saout, quelques jours avant sa mort, a l'aile droite du nez envahie par la gangrène.

Martin, pendant son séjour à la Charité, rendait des crachats épais, glutineux, sales, tachés de sang provenant des fosses nasales. C'est la description que nous aurions faite pour les crachats de Saout, crachats qui provenaient ou des fosses nasales ou de l'arrière-bouche.

Martin portait une large ulcération sur la voûte palatine. Un mois avant la mort de Saout, une tumeur à laquelle avait succédé bientôt une ulcération gangréneuse, occupait toute la moitié de la voûte du palais. Dans les deux cas, l'os mis à nu était érodé, rugueux, comme carié.

Les autopsies nous confirment encore dans l'opinion que nous avons de la nature farcineuse de notre maladie. Ainsi, les ulcérations des fosses nasales ayant mis l'os à nu, comme dans la morve chronique, les ulcérations du voile du palais, du larynx, les pneumonies lobulaires, l'injection, le boursoufflement de la membrane de Schneider, rien n'y manque : symptômes et lésions cadavériques, tout concourt donc à nous prouver que le soldat Saout a été atteint de morve farcineuse chronique.

Et si ce n'était assez, et comme pour répondre aux objections tirées de l'insuccès de l'inoculation, nous retrouvons encore dans la science deux cas identiques. Dans l'observation de MM. Lhommeau et Rocher, un cheval vieux et malade succomba sans avoir présenté les phénomènes de l'intoxication. M. Monneret a rapporté dans le *Journal de Médecine*, 1843, un cas très-évident de farcin chronique, où l'inoculation fut aussi négative. N'a-t-il pas pu arriver, dans ces deux circonstances, comme pour nous, que nous ayons eu affaire à des chevaux réfractaires? C'est ce qu'il est permis de croire, d'après ce que disent les vétérinaires, d'après ce que M. Renault, directeur de l'école d'Alfort, annonçait à l'Académie (16 octobre

1838), à savoir : qu'il avait impunément mis à plusieurs reprises trois chevaux sains en contact avec des chevaux atteints de morve aiguë, de toutes les formes de la morve la plus contagieuse.

Nous nous sommes longuement étendu sur la similitude de notre fait avec ceux que possède déjà la science ; nous avons cru devoir discuter sérieusement le diagnostic différentiel; il nous fallait répondre à des objections qui nous ont déjà été faites, que ce n'était pas là un cas de farcin chronique ; il fallait bien établir l'existence de cette diathèse avant d'agiter la question de l'étiologie, question habituellement fort obscure en médecine, mais ici encore plus embrouillée, plus ténébreuse que jamais.

Au premier abord il n'y a rien de plus simple, et nous avons été séduit nous-même par la simplicité de cette origine. Saout a été mordu par un cheval ; la chemise, il est vrai, n'a été que froissée; il n'y avait pas la plus petite déchirure, mais la perméabilité de la toile a laissé passer facilement un peu de virus, qui a inoculé notre pauvre militaire. Cela allait de soi : bien que la peau n'ait pas été entamée, on pouvait admettre une imbibition, une absorption aussi lente que possible par la peau. Alors on s'expliquait facilement la nature rebelle de l'ulcère qui ne fut guéri qu'au bout de sept mois; on s'expliquait son aspect phagédénique, son caractère envahissant, puisque nous avions sous les yeux un ulcère farcineux.

Malheureusement, pour qu'il en fût ainsi, il fallait que le cheval fût morveux, ou tout au moins farcineux, ou bien qu'il l'eût été, ou encore qu'il le fût en puissance, pour parler comme à Montpellier. Eh bien ! rien de tout cela n'existe. Le cheval que nous connaissons déjà sous le nom d'Otton, n° 217, n'a jamais été farcineux ni morveux, et il ne l'est pas encore maintenant. Nous l'avons visité nous-même à la fin de janvier dernier (1855). C'est un bel et bon cheval qui ne porte aucune trace, soit de farcin, soit de morve chronique. Il continue à faire le service des escadrons, où il est connu par sa méchanceté.

Voilà donc un cheval sain qui mord un homme ; cet homme est atteint, après la morsure, de farcin chronique ; la solution de continuité, résultant de la morsure, se transforme en ulcère farcineux. Que faut-il conclure de là ?

Trois hypothèses se présentent à nous, à moins que l'on ne continue à penser que le cheval Otton possède toujours la morve en puissance et que cette morve n'attend qu'une occasion pour éclater. Il faudrait alors prouver que, dans cet état, la morve est contagieuse, même par inoculation.

Trois hypothèses, disions-nous, se présentent à notre esprit. 1° Ou bien un cheval sain peut, dans

certaines circonstances particulières, donner la
morve sans en être infecté : 2° ou bien la morve
s'est déclarée spontanément chez le militaire Saout :
3° ou bien enfin ce militaire était dans la période
d'incubation de l'empoisonnement farcineux, lorsque d'une façon purement adventice, et par une
simple coïncidence, il fut mordu par un cheval sain.

*Un cheval sain peut-il, dans certaines circonstances parti-
culières, donner la morve sans en être infecté ?*

Il est assez difficile de concevoir qu'un cheval
non morveux, c'est-à-dire vivant parfaitement en
dehors de toute espèce de diathèse farcineuse,
puisse tout d'un coup produire cette diathèse, être
la cause d'une manifestation de cet empoisonnement. Cependant, quelques personnes soutiennent
que le venin de la vipère n'est septique que lorsque l'animal est irrité. D'autre part, la *Gazette des
Hôpitaux* publia l'année dernière le fait suivant :
un chien parfaitement bien portant, n'offrant aucun des signes de la rage, mordit dans un moment
de fureur un homme qui fut atteint de la rage,
le chien conservant toute sa santé. De pareils faits
pourraient bien ébranler la religion du médecin,
mais jusqu'ici rien dans la science n'a positive-
ment démontré la possibilité d'une pareille cause.
Nous ne croyons donc pas, tout en faisant nos réserves pour l'avenir, que dans l'état actuel de la

9.

science on puisse soutenir qu'un cheval sain a donné la morve même par inoculation, ou plutôt par une morsure.

La morve s'est-elle déclarée spontanément chez le militaire Saout ?

Tous les auteurs sans exception, qui se sont occupés de la morve ou du farcin, nient formellement la possibilité de cette origine. C'est ainsi que MM. Bérard et Denonvilliers écrivent dans le *Compendium de chirurgie,* IV⁰ livraison : « Bien que l'homme puisse se trouver dans des conditions analogues à celles qui paraissent déterminer chez les chevaux le développement de l'affection morveuse, cependant il n'existe encore aucun fait qui autorise à penser que ces circonstances débilitantes suffisent à elles seules dans l'espèce humaine pour faire naître la morve. »

Il est maintenant un fait, publié dans les Archives de médecine 1851, qui soulève un doute sur cette question. Nous voulons parler de l'observation que nous avons déjà citée, celle de MM. Richard et E. Foucher. Dans ce cas, un palefrenier atteint de farcin chronique, ainsi que le prouve une inoculation suivie de morve, avait eu des rapports avec un cheval malade, douze ans avant l'éruption de sa maladie : le cheval qu'il soignait alors, avait de chaque côté du cou des gros-

seurs du volume d'un œuf, d'où sortit longtemps
de l'humeur ; on regardait le cheval comme perdu,
mais il guérit bien, et ce ne fut que dix-huit mois
plus tard qu'il succomba en très-peu de jours à
une maladie de poitrine.

MM. Richard et Foucher, en rapportant ce
fait, ne repoussent pas la contagion, mais ils ad-
mettent la possibilité du développement spontané.
Nous pensons avec eux, que bien qu'il n'y ait jusqu'ici aucune observation bien authentique de
morve spontanée chez l'homme, celui-ci, placé
dans de certaines conditions, comme celles où se
trouvent les palefreniers, les charretiers, les hommes qui vivent en contact perpétuel avec les chevaux, nous pensons, disons-nous, que dans ces
conditions la morve pourrait se déclarer. Nous
n'en voulons pour preuve que l'aptitude spéciale
que tous les auteurs invoquent dans les cas les
plus évidents d'infection.

Or, quelle est cette aptitude spéciale qui fait
que l'homme ressent quelquefois plus facilement
que les chevaux eux-mêmes l'influence de la
morve ? Entre cette disposition particulière et le
développement spontané, il n'y a pas bien loin,
j'imagine. Ce n'est pas que nous affirmions que
telle est la cause de l'affection morveuse chez
Saout, mais comme pour lui nous ne trouvons aucune preuve bien positive de contagion, soit mé-

diate, soit immédiate, nous devions tout au moins formuler notre opinion dans cette question difficile.

Notre malade était-il dans la période d'incubation de l'empoisonnement farcineux lorsque d'une façon purement adventice et par une simple coïncidence il fut mordu par un cheval sain ?

Cette troisième manière d'expliquer la diathèse farcineuse à laquelle succomba notre militaire, soulève la question d'une inoculation ou d'une infection préalable.

Nous avons cherché par tous les moyens d'investigation qui étaient en notre pouvoir à nous édifier sur ce point. Mais les recherches de ce genre sont si difficiles, que nous ne sommes arrivés qu'à un résultat peu satisfaisant. Quoi qu'il en soit, nous allons exposer ce que nos efforts nous ont appris. Mais avant, il ne nous semble pas hors de propos de rappeler comment on arrive, dans les régiments de cavalerie, à la connaissance des chevaux morveux ou farcineux, et de quelle façon on procède à leur séquestration.

Toutes les semaines, le vétérinaire passe la revue des chevaux de tout le régiment : chaque ganache est visitée avec soin. Aussitôt qu'un cheval est le moins du monde glandé, ou présente un peu de jetage, ou bien encore si un cheval porte quelque corde farcineuse ou ces pustules que les vétérinaires appellent farcin volant, le cheval est immédiatement retiré des écuries pour passer à l'infirmerie. Là il est soumis à une observation suffisamment prolongée pour que toute crainte de contagion soit écartée.

La place occupée par le cheval suspect est immédiatement lavée à l'eau chlorurée, la mangeoire nettoyée avec soin et au besoin raclée.

A l'écurie-infirmerie, les chevaux malades sont soignés par les cavaliers qui les montent, ou à défaut par des cavaliers nommés *ad hoc*.

Jamais Saout n'a été désigné pour ce service.

Les soldats qui entrent à l'écurie-infirmerie doivent abandonner leurs vêtements, qu'ils ne reprennent que quand ils en sortent, après s'être lavés avec de l'eau chlorurée, surtout quand ils soignent des chevaux morveux.

D'autre part, les soldats de garde d'écurie ne montent la garde que dans les écuries de leur escadron et seulement chacun à leur tour.

Nous avions besoin de ces explications pour montrer que Saout n'a pas été en contact avec des chevaux morveux, et que son service s'est borné au service habituel de tous les cavaliers.

En compulsant les registres que M. le vétérinaire-chef a bien voulu mettre à notre disposition, nous avons vu que, depuis l'entrée de Saout au régiment, cinq chevaux étaient morts de la morve,

que le 24 avril 1854, c'est-à-dire quatre mois
après l'entrée du chasseur à l'infirmerie régimen-
taire, un autre cheval était abattu pour morve
aiguë, que parmi ces six chevaux, un seul, *Ali*,
cheval d'officier, appartenait au 2ᵉ escadron,
c'est-à-dire se trouvait dans l'écurie fréquentée
par Saout. Comme cheval d'officier, il était pansé
par l'ordonnance de cet officier. Ce cheval est
entré le 5 octobre 1853 à l'écurie-infirmerie pour
farcin et glandage. Il est mort de morve aiguë, le
13 février 1854, six semaines après l'entrée de
Saout à l'infirmerie.

Nous devons ajouter que l'écurie-infirmerie est
distante de cent cinquante pas environ du quartier
de cavalerie, qu'elle est située au nord-est de la
caserne, c'est-à-dire à l'opposite des vents domi-
nants, que de hautes plantations d'arbres, une église
la séparent des bâtiments affectés aux militaires.

Douze autres chevaux présentèrent, dans le
courant de l'année 1853, des cordes farcineuses
ou un farcin volant, mais aucun de ces chevaux
ne faisait partie du 2ᵉ escadron.

En supposant donc que le sujet de cette observation ait pu être en relation directe avec un cheval morveux ou farcineux, ce contact n'a pu être
que d'une durée instantanée. En effet, à part le
cheval *Ali*, qui habitait avant sa séquestration l'é-
curie fréquentée par Saout, les autres chevaux se

trouvant répartis dans d'autres locaux, n'ont pu avoir de rapports avec lui. Il est très-important de se rappeler, dans une question de ce genre, qu'aussitôt le farcin soupçonné, le cheval est immédiatement séquestré. Or, nous avons déjà dit que notre chasseur n'était jamais entré à l'écurie-infirmerie.

Il faut donc admettre, dans le cas présent, une très-grande prédisposition de la part de notre malade à contracter la morve, puisque, seul de tout un régiment, en dehors des relations directes habituelles avec des chevaux farcineux ou morveux, il a vu se déclarer chez lui les symptômes du farcin.

J'ajouterai que cette aptitude devait être énorme, puisque la maladie a épargné les chevaux voisins d'écurie des animaux infectés pour porter toute sa virulence sur un pauvre militaire.

Peut-être faut-il invoquer une infection antérieure à son entrée au service ; là-dessus nous ne pouvons répondre que par ses propres dires : qu'il n'avait jamais soigné de chevaux malades.

Pour conclure, nous croyons fermement que Saout était sous l'influence de la diathèse morveuse lorsqu'advint cette morsure qui fut le point de départ de toutes les manifestations farcineuses ; nous croyons aussi, jusqu'à ce qu'il nous soit autrement démontré, que l'ulcère qui s'en suivit fut un ulcère symptomatique, ulcère secondaire, pour ainsi dire ; mais nous avouons n'avoir pas assez d'éléments pour admettre une infection réelle, une contagion directe.

Nous ne quitterons pas ce sujet sans dire un mot du traitement. MM. Monneret et Andral ont publié des observations de farcin guéri par l'iodure de potassium ; d'autres guérisons douteuses auraient été obtenues aussi à l'aide de cet agent. Les différents auteurs recommandent ce moyen comme précieux. Si l'on s'en souvient, l'iodure de potassium a été administré à notre malade pendant deux mois, à la dose de six grammes par jour. Les symptômes n'ont pas été le moins du monde amendés. Nous n'en tirerons pas cette conclusion, qu'il faille renoncer à l'iodure de potassium qui semble avoir réussi : l'insuccès de ce précieux médicament, dans le fait que nous publions, doit seulement rappeler au praticien que ce n'est pas là le spécifique sur lequel il doit compter.

Avant de terminer, il me reste à remercier M. le docteur Vésignié de la bonne amitié avec laquelle il m'a fourni les détails qu'il possédait sur la maladie de Saout, et qui m'ont été si précieux.

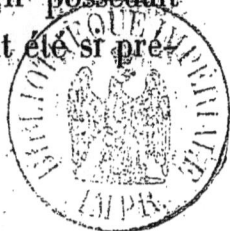

FIN.

Abbeville. — Imp. de T. Jeunet, rue Saint-Gilles, 108.

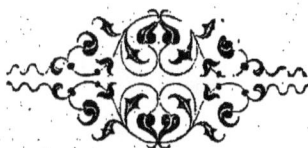

Abbéville. — Imp. de T. Jeunet, rue Saint-Gilles, 108.

www.ingramcontent.com/pod-product-compliance
Lightning Source LLC
Chambersburg PA
CBHW050115210326
41519CB00015BA/3965